GU Kompass
Harnsäurewerte

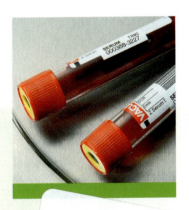

Ein Wort zuvor

Eine Erhöhung der Harnsäurekonzentration im Blut (Hyperurikämie) ist in unseren Breiten keine Seltenheit. Obwohl sie nicht unbedingt zu Gicht führen muss, nimmt die Wahrscheinlichkeit, diese Krankheit zu entwickeln, mit steigenden Harnsäurewerten zu.
Da die Harnsäure, die aus den in Nahrungsmitteln enthaltenen Purinen gebildet wird, zusätzlich zur Belastung beiträgt, kann eine Ernährungsumstellung die übliche medikamentöse Therapie unterstützen. Allerdings finden sich auch auf jeder Verpackung Angaben zu den Mengen an Purinen, die ein Lebensmittel liefert – von unverarbeiteter Ware einmal ganz abgesehen. Betroffene tun sich daher oft schwer. Hinzu kommt, dass die Harnsäure zwar die Haupt-, aber nicht die einzige Rolle bei der Entstehung von Gicht spielt. Auch die in Industriestaaten übliche protein-, fett- und fleischreiche Ernährung begünstigt das Krankheitsbild.
Dieser Kompass soll Ihnen helfen, mehr Klarheit zu gewinnen. Unser Ziel ist es dabei, nicht nur die klassischen Harnsäurequellen zu nennen, sondern Ihnen einen möglichst umfassenden Überblick zu liefern. Schließlich ist nicht nur der Gehalt an Purinen eines Lebensmittels von Bedeutung, sondern auch die Menge, die Sie davon verzehren. Das Farbsystem erleichtert Ihnen dabei die Zusammenstellung einer harnsäurearmen Kost. Sie werden sehen: Bei richtiger Auswahl sind durchaus auch purinreichere Speisen erlaubt.

In diesem Sinne wünschen wir Ihnen viel Erfolg und gute Gesundheit.

Ibrahim Elmadfa
Alexa Meyer

INHALT

Was ist Gicht? — 4
Gicht – ein lang bekanntes Leiden — 4
Woher kommt die Harnsäure? — 5
Was ist Hyperurikämie? — 6

Wie entsteht Gicht? — 9
Folgen und Begleiterscheinungen der Gicht — 10
Harnsäure als Schutzfaktor? — 13
Hilfe beim akuten Gichtanfall — 14

Allgemeine Ernährungstipps — 15
Empfehlungen zur Aufnahme von Purinen — 17
Übersicht über den Puringehalt von Lebensmitteln — 20

Hinweise und Erläuterungen zur Tabelle — 21

Zum Nachschlagen — 82
Bücher, die weiterhelfen — 82
Infos online — 83
Register der Lebensmittel — 84
Sachregister — 94
Impressum — 96

WAS IST GICHT?

Gicht oder *Arthritis urica*, wie sie medizinisch auch genannt wird, ist eine entzündliche Gelenkserkrankung. Hervorgerufen wird sie durch Ablagerungen von Kristallen der Harnsäuresalze – vor allem in den Gelenken der Extremitäten. Die Krankheit tritt meist überraschend in Form eines akuten Gichtanfalls auf, und das obwohl der Patient jahrelang beschwerdefrei war. Der Anfall überrascht bevorzugt nachts, und in über der Hälfte der Fälle ist das Großzehengelenk betroffen. Dies wird dann als *Podagra* bezeichnet.

Bei einem solchen Gichtanfall schwillt das Gelenk an, verfärbt sich rot bis violett und schmerzt so stark, dass sogar ganz leichte Berührungen kaum auszuhalten sind. Neben dem Großzehengelenk können davon auch Fußknöchel und Knie sowie zu einem geringeren Grad Handgelenke und Finger betroffen sein. Mitunter werden die akuten Gichtanfälle darüber hinaus von Fieber und Unwohlsein begleitet. Bevor es allerdings so weit kommt, hat der Patient bereits jahrelang erhöhte Harnsäurewerte im Blut, die zunächst ohne Symptome bleiben.

GICHT – EIN LANG BEKANNTES LEIDEN

Im Unterschied zu vielen anderen Wohlstandserkrankungen ist die Gicht schon seit Jahrhunderten bekannt: Bereits auf altägyptischen Papyri finden sich erste Beschreibungen. Auch die antiken Griechen und Römer kannten die Krankheit. Dem griechischen Arzt Hippokrates (etwa 460 bis 370 v. Chr.) wird die Prägung des Namens *Podagra* zugeschrieben, der in etwa »Fußfessel« bedeutet – in Anlehnung an den typischen akuten Gichtanfall im Großzehengelenk.

Da die Gicht fast ausschließlich die wohlhabenderen Bevölkerungsschichten befiel, wurde sie früher häufig auch als Krankheit der Könige bezeichnet. Dies zeigt deutlich, dass die Ärzte schon damals einen Zusammenhang zwischen der Krankheit und reichhaltiger Kost sowie mangelnder Bewegung herstellen konnten. Als Ursache für die Gicht vermutete man zu dieser Zeit allerdings noch ein Ungleichgewicht der vier Körpersäfte Blut, schwarze und gelbe Galle sowie Schleim: Deren Überschuss »tropfe« in die Extremitäten und Gelenke, lagere sich dort ab und verursache so die Schmerzen. Dieser (Irr-)Glaube spiegelt sich noch heute im Namen Gicht wider. Denn die Bezeichnung leitet sich vom lateinischen Wort *gutta* (Tropfen) ab; sie wurde im 13. Jahrhundert zum ersten Mal für diese Symptomatik verwendet. Die wahre Natur der Ablagerungen, die im fortgeschrittenen Stadium zur Bildung kleiner Knoten – der sogenannten *tophi* – führen können, wurde erst 1797 von dem englischen Chemiker William Hyde Wollaston aufgedeckt. Er identifizierte sie als Harnsäure.

WOHER KOMMT DIE HARNSÄURE?

Harnsäure ist ein Abbauprodukt der Purine, das vor allem in der Leber gebildet wird. Purine sind Bestandteile der Nukleinsäuren in der Erbsubstanz und in den Energiespeichermolekülen.
Bei den meisten Säugetieren wird die Harnsäure in einem weiteren Schritt zu Allantoin umgesetzt, das schließlich mit dem Harn ausgeschieden wird. Bei Vögeln, einigen Reptilien, höheren Primaten und Menschen dagegen stellt die Harnsäure das Endprodukt des Purinabbaus dar. Denn ihnen fehlt das Enzym Uricase, das für die Umwandlung des Harnstoffs zuständig ist. Zwar wird die anfallende Harnsäure über das Blut ebenfalls in die Nieren transportiert und dort in den Harn ausgeschieden. Im Gegensatz zu Allantoin ist die Harnsäure jedoch schlecht wasserlöslich. Sie bleibt aus diesem Grund zum großen Teil im Körper.

Ein großer Teil der Purine stammt aus körpereigenen Quellen: Die tägliche endogene Harnsäurebildung beträgt etwa 350 Milligramm. Daneben werden Purine als Zellbestandteile auch über die Nahrung aufgenommen und im Darmepithel (Teil der Darmschleimhaut) zu Harnsäure abgebaut. Die dabei entstehende Menge ist von der Ernährung abhängig, beträgt aber pro Tag meist über 300 Milligramm. Da die Darmbakterien Uricase besitzen, können sie einen Teil der Harnsäure zu Allantoin abbauen, das mit dem Stuhl ausgeschieden wird. Insgesamt verlassen etwa 20 Prozent der entstehenden Harnsäure den Körper auf diesem Weg.

Was ist Hyperurikämie?

Befinden sich erhöhte Harnsäurekonzentrationen im Blut, bezeichnet der Mediziner dies als Hyperurikämie. Die häufigste Ursache für diese zu hohen Harnsäurekonzentrationen ist eine zu geringe Ausscheidungsleistung der Niere. Weitaus seltener ist dagegen eine erhöhte Produktion an Harnsäure der Grund für die Hyperurikämie: Sie liegt nur in etwa ein Prozent der Fälle vor und ist meist krankhaft bedingt.

Primäre Hyperurikämie

Beide Ursachen – geringe Nierenleistung und zu hohe Harnsäureproduktion – können angeboren sein. In diesem Fall spricht man von primärer oder auch idiopathischer, also ohne erkennbare Ursachen entstandener Hyperurikämie. Die meisten Gichtfälle treten als Folge einer solchen Hyperurikämie auf. Wenn keine eindeutigen Störungen entdeckt werden, die Erkrankung bei Verwandten aber gehäuft vorkommt, wird ein erblicher Faktor angenommen.

Eine schwerwiegende, jedoch sehr seltene genetische Störung ist das Lesch-Nyhan-Syndrom: Die Wiederverwertung von Purinen für den Nukleinsäure-Aufbau ist so beeinträchtigt, dass diese vermehrt abgebaut werden. Schwächere Formen dieses Gendefekts stehen mit Gicht in Zusammenhang. Das zeigt, dass die Veranlagung für Hyperurikämie genetisch bedingt ist. Ein tatsächlicher Anstieg der Harnsäurekonzentrationen beziehungsweise die Entstehung von Gicht ist allerdings von bestimmten Bedingungen abhängig, zu denen auch die persönliche Ernährung zählt.

Sekundäre Hyperurikämie

Im Gegensatz zur primären Hyperurikämie ist die sekundäre Hyperurikämie eine Folge anderer Erkrankungen oder durch die Einnahme bestimmter Medikamente bedingt. So führen zum Beispiel manche Krebsarten wie Leukämien oder Lymphome zu einem verstärkten Zellauf- und -abbau. Dadurch wiederum werden vermehrt Purine frei und Harnsäure entsteht. Therapien gegen Krebs wie Zytostatika und Bestrahlung töten zwar die Krebszellen, dadurch werden aber wiederum Purine freigesetzt. Auch manche Diuretika, Schmerzmittel und Entzündungshemmer erhöhen den Harnsäurespiegel im Blut. Durch Nierenversagen sowie bei Schild- und Nebenschilddrüsenüberfunktionen und manchen anderen, allerdings eher seltenen Erkrankungen wird die Ausscheidung der Harnsäure herabgesetzt.

Wie hoch darf der Harnsäurewert sein?

Als Referenzwerte für Harnsäure im Blutserum gelten
- für Frauen: 2,5–5,7 mg/100 ml   bzw.   149–339 µmol/l
- für Männer: 3,5–7,0 mg/100 ml   bzw.   208–416 µmol/l

Die Angaben sind Durchschnittswerte, die aus einem großen Kollektiv stoffwechselgesunder Erwachsener ermittelt wurden. Dabei muss allerdings berücksichtigt werden, dass – wie im Folgenden noch genauer erklärt – erhöhte Harnsäurewerte insbesondere bei Männern keine Seltenheit darstellen. Aus diesem Grund kann der

Referenzbereich möglicherweise oberhalb des physiologisch gesunden Bereichs liegen. Als Grenzwert für Hyperurikämie gelten aus diesem Grund für beide Geschlechter 6,5 mg/100 ml oder 387 µmol/l. Dieser Wert stellt die Löslichkeitsgrenze der Harnsäure dar, oberhalb derer es zum Ausfallen von Harnsäurekristallen kommen kann. Hyperurikämie muss jedoch nicht zwingend zu Gicht führen. Schätzungen zufolge weisen etwa 20 bis 30 Prozent der Männer und 2 bis 3 Prozent der Frauen in Mitteleuropa erhöhte Harnsäurespiegel auf. Doch nur etwa ein Zehntel davon bekommt Gicht, und auch hier sind in erster Linie Männer betroffen (zu 95 Prozent); Frauen sind in der Regel erst nach den Wechseljahren von der Krankheit betroffen.

Je höher aber die Harnsäurekonzentration im Blut ist, desto höher ist auch das individuelle Risiko für Gicht. So entwickelten gerade einmal 2 Prozent der Männer, bei denen im Rahmen einer US-amerikanischen Studie ein Harnsäurespiegel von 8 mg/100 ml gemessen wurde, in den darauf folgenden fünf Jahren eine klinisch manifeste Gichterkrankung. In den Versuchsgruppen mit Werten zwischen 9 und 10 mg oder über 10 mg/100 ml waren es im selben Zeitraum dagegen fast 20 beziehungsweise 30 Prozent.

HARNSÄURE-(URAT-)SPIEGEL* UND HÄUFIGKEIT VON GICHT

Uratspiegel im Serum mg/dl (mmol/l)	Anteil der an Gicht Erkrankten in 5 Jahren (in %)
8 (476)	2
9–10 (536–595)	19,8
>10 (>595)	30

Nach Harris MD, Siegel LB, Alloway JA. Am Fam Physician 1999, 59(4):925–34.
* Urate: Salze der Harnsäure

WIE ENTSTEHT GICHT?

Im Blut liegt Harnsäure überwiegend in Form ihres Natrium-Salzes vor, das genauso schlecht wasserlöslich ist wie die Säure selbst. Wird der Grenzwert von 6,5 mg/100 ml überschritten, bilden sich nadelförmige Kristalle, die sich vor allem in Gelenken der Extremitäten ablagern. Letztere sind vermutlich darum bevorzugt betroffen, da niedrige Temperaturen die Löslichkeit der Harnsäuresalze noch weiter vermindern. Mitunter können die Ablagerungen sogar unter der Haut als kalkartige Gichtknoten (lat.: *tophi*) sichtbar sein.
In der Folge kommt es zu Immunreaktionen gegen die Kristalle, wenn die störenden Ablagerungen von speziellen weißen Blutkörperchen, den Makrophagen oder Fresszellen, aufgenommen werden.

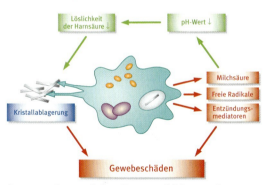

Zusammenhang zwischen Harnsäurebildung und Immunantwort

Diese bilden zum einen Milchsäure, die den pH-Wert absenkt und dadurch die Löslichkeit der Harnsäure zusätzlich vermindert. Zum anderen produzieren sie

Substanzen, die Entzündungen auslösen. Dadurch kommt es zu den plötzlich auftretenden sehr starken Schmerzen beim akuten Gichtanfall.

FOLGEN UND BEGLEITERSCHEINUNGEN DER GICHT

Wie hoch die Wahrscheinlichkeit für einen akuten Gichtanfall ist, hängt von Alter und Geschlecht ab: Am größten ist sie bei Männern zwischen dem 30. und 50. Lebensjahr; bei Frauen steigt sie dagegen erst nach den Wechseljahren, da Östrogen die Ausscheidung von Harnsäure fördert. Allerdings sind in den letzten Jahren wie bei vielen anderen sogenannten Zivilisationskrankheiten immer mehr auch jüngere Menschen betroffen. In der Regel klingt der Anfall nach einigen Stunden bis Tagen wieder ab. In schweren Fällen kann er jedoch durchaus auch mehrere Wochen anhalten. Die anschließende beschwerdefreie Zeit wird als interkritische Phase bezeichnet und dauert unterschiedlich lang. Leider bleibt es jedoch meist nicht bei einem einzelnen Gichtanfall: Bei 78 Prozent der Patienten kommt es innerhalb von zwei Jahren zu einem weiteren Anfall; bei etwa 60 Prozent folgt dieser innerhalb eines Jahres. Mit der Zeit werden dabei auch andere Gelenke betroffen, und die Erkrankung geht in einen chronischen Zustand über. Im Zuge dessen häufen sich die Anfälle und die Natriumurateinlagerungen in Knochengewebe und Weichteilen führen zur Bildung von *tophi*, zum Beispiel an der Ohrmuschel, den Fingern und Zehen. Dank medikamentöser Behandlung ist dies heute jedoch zum Glück weitaus seltener der Fall als früher – nur rund 10 Prozent der Erkrankten sind davon betroffen.
Bei längerem Bestehen geht die Gicht in eine chronische arthritische Form über. Dies wiederum geht mit einer Zerstörung des Gelenkknorpels und Knochengewebes sowie Gelenkdeformationen einher. Infolge eines chro-

nisch erhöhten Harnsäurespiegels kann es zudem zur Ablagerung von Kristallen in den Nieren kommen, die das Gewebe schädigen. Daraus resultieren Nierenfunktionsstörungen bis hin zur Niereninsuffizienz, die zur Ausbildung einer sogenannten Gichtniere führen. Auch die Bildung von Nierensteinen ist begünstigt. Nicht zuletzt wirkt sich der Harnsäurewert auch auf andere Krankheitsrisiken aus, wie Blutdruck und Übergewicht. Dazu nun mehr.

Harnsäure und Bluthochdruck

Wie bereits erwähnt, sind die meisten Säugetiere in der Lage, Harnsäure zu dem besser wasserlöslichen Allantoin abzubauen (siehe Seite 5). Bei den Primaten, einschließlich den Menschen, ging diese Fähigkeit im Laufe der Evolution jedoch verloren. Der Defekt wird durch mehrere, voneinander unabhängige Mutationen in den betreffenden Genen hervorgerufen. Interessanterweise fällt der Auftritt der Mutationen in die Zeit, als die Primaten aus feuchtwarmen Waldgebieten in trockenere Savannenlandschaften umsiedelten. Die Nahrung der frühen Menschenaffen bestand in erster Linie aus Früchten und Blättern und war damit sehr arm an Natrium beziehungsweise Kochsalz. Verschiedene Studien zeigen, dass Harnsäure die Ausscheidung von Natrium in der Niere vermindert und gleichzeitig dessen Wiederaufnahme erhöht. Dadurch wird die Konzentration von Natrium im Blut und damit der Blutdruck aufrechterhalten – in heißem, trockenem Klima bei gleichzeitig niedriger Natriumaufnahme ein Faktor von großer Bedeutung. Im Gegensatz zur Nahrung unserer Urahnen ist unsere heutige Kost jedoch ziemlich salzreich, sodass die Mechanismen zur Salzkonservierung längst nicht mehr benötigt werden. Im Gegenteil: Sie haben heute sogar schädliche Auswirkungen, weil sie zu Bluthochdruck führen – Zusammenhänge zwischen erhöhtem Harnsäurespiegel und Bluthochdruck sind erwiesen. Gleichzeitig geht eine Hyperurikämie mit drei weiteren Risiko-

faktoren einher, die ebenso wie der Bluthochdruck mit dem sogenannten metabolischen Syndrom in Verbindung gebracht werden:
- ➤ Übergewicht, vor allem wenn es mit vermehrten Fettdepots in der Bauchgegend einhergeht (sogenannte Stammfettsucht oder viszerale Adipositas),
- ➤ verminderte Glukosetoleranz beziehungsweise Diabetes mellitus Typ II,
- ➤ veränderte Blutfettwerte.

Das gefährliche am metabolischen Syndrom: Die einzelnen Faktoren verstärken sich gegenseitig so, dass das Risiko für kardiovaskuläre (das Herz und die Gefäße betreffende) Erkrankungen wie Herzinfarkt oder Schlaganfall sowie Diabetes mellitus Typ II immer mehr ansteigt. Es ist also in vielerlei Hinsicht wichtig, den Blutdruck ins Gleichgewicht zu bringen. Die Regulierung des Harnsäurewerts ist ein wichtiger Beitrag dazu.

Harnsäure und Übergewicht

Übergewicht ist nicht nur ein Risikofaktor für das metabolische Syndrom (siehe oben). Die überzähligen Pfunde – wiederum vor allem die viszerale Adipositas – stehen in engem Zusammenhang mit Hyperurikämie und Gicht, weil sie deren Entstehung begünstigen. Die weltweit zunehmende Zahl der Übergewichtigen, die mittlerweile wahrlich epidemische Ausmaße erreicht hat, dürfte ein Grund dafür sein, dass immer mehr Menschen von Gicht betroffen sind.

Es konnte mehrfach gezeigt werden, dass eine dauerhafte Gewichtsreduktion zu einer deutlichen Abnahme der Blutharnsäurekonzentration führt. Vor allem wenn Sie ein sogenannter Apfel-Typ sind, sich das Körperfett also vor allem um Bauch und Taille ansammelt, sollten Sie abnehmen. Verzichten Sie dabei auf einseitige Crash-Kuren. Setzen Sie stattdessen auf eine langfristige Ernährungsumstellung und auf ausreichend Bewegung (siehe auch Seite 15ff.).

HARNSÄURE ALS SCHUTZFAKTOR?

Trotz ihrer negativen Eigenschaften kommt der Harnsäure auch eine Bedeutung als Antioxidans zu – und damit als Schutzfaktor vor oxidativem Stress und freien Sauerstoffradikalen. Diese sehr reaktiven Moleküle entstehen im Körper einerseits im Zuge natürlicher Vorgänge wie Atmung und Immunreaktionen, andererseits infolge der Zufuhr von Fremd- und Umweltschadstoffen wie Schwermetallen, Zigarettenrauch, Strahlung, Ozon und manchen Medikamenten. Die freien Radikale greifen Proteine, Fette und Nukleinsäuren in den Körperzellen an und können deren Funktionsverlust bewirken. Der Körper besitzt jedoch eine Reihe von Schutzmechanismen, um sie abzufangen. Die Harnsäure nimmt unter diesen einen wichtigen Platz ein. Es wurde sogar schon darüber spekuliert, ob die erhöhte Harnsäurekonzentration bei Primaten dazu beiträgt, dass diese Lebewesen im Vergleich zu vielen anderen deutlich länger leben – möglicherweise weil sie vor Krebserkrankungen und entzündlichen Veränderungen des zentralen Nervensystems schützen kann. Obwohl die Richtigkeit dieser Annahmen keinesfalls belegt ist, wurde bereits in früheren Jahrhunderten beobachtet, dass Gichtkranke – so sehr sie auch unter ihrem »Zipperlein« leiden mögen – seltener an mitunter tödlich endenden Krankheiten erkranken.
Ein erhöhter Harnsäurespiegel, wie er beim metabolischen Syndrom auftritt (siehe linke Seite), könnte insofern auch eine Reaktion des Körpers auf vermehrten oxidativen Stress darstellen. Neuere Erkenntnisse deuten allerdings darauf hin, dass sehr hohe Konzentrationen an Harnsäure oxidativen Stress auch vermehren können, ebenso wie bei anderen Antioxidanzien. Insofern und vor allem aufgrund der negativen Auswirkungen auf die Gelenke und Nieren sollte Hyperurikämie prinzipiell vermieden werden. Dies geschieht heute durch entsprechende Medikation.

Hilfe beim akuten Gichtanfall

Obwohl diätetische Maßnahmen einen wichtigen Beitrag bei der Behandlung (und Vorbeugung) von Gicht leisten, steht doch die medikamentöse Therapie im Vordergrund. Dies gilt ganz besonders für den akuten Gichtanfall, dessen Schmerzen durch Entzündungsreaktionen hervorgerufen werden. Bereits in der Antike wurde dazu das Zellteilungsgift Colchizin der Herbstzeitlose eingesetzt; es hemmt die Vermehrung der Immunzellen und vermindert damit die Entzündung. Aufgrund seiner Giftigkeit muss es jedoch äußerst vorsichtig dosiert werden und weist einige Nebenwirkungen auf. Modernere Alternativen stellen nicht-steroidale Antirheumatika wie Indometacin oder Kortikoide (Kortison) dar.
Auch Omega-3-Fettsäuren, wie sie vor allem in fettem Seefisch (Lachs, Hering, Thunfisch) enthalten sind, haben einen dämpfenden Effekt auf Entzündungsreaktionen – sie gelten als natürliche Immunsuppressoren. Es konnte darüber hinaus gezeigt werden, dass sie auch bei rheumatoider Arthritis helfen können. Obwohl sie nicht so schnell wirken wie die oben genannten Medikamente, können sie sich bei Gicht doch positiv auswirken, indem sie starke Entzündungen verhindern. Leider enthalten die genannten Fischarten aber auch höhere Purinmengen. Deshalb sollten Sie bei den empfohlenen ein bis zwei Fischmahlzeiten pro Woche keine zu großen Portionen essen. Sogar einige pflanzliche Lebensmittel enthalten eine Omega-3-Fettsäure. Diese Alpha-Linolensäure wird vom Körper zwar schlechter verwertet als eine Omega-3-Fettsäure aus tierischen Quellen. Sie stellt aber dennoch eine gute Alternative dar. Besonders reich an Alpha-Linolensäure sind Leinsamen und das daraus gewonnene Öl. Geeignete Lieferanten sind aber auch Hanfsamen und -öl sowie Walnusskerne, Walnussöl, Rapsöl, Sojaöl und Weizenkeimöl. Diese Öle sind frei von Purinen.

Allgemeine Ernährungstipps

Da Übergewicht die Entwicklung von Hyperurikämie und Gicht fördert, sollte es von vornherein vermieden beziehungsweise – wenn Sie schon zu viele Kilos auf die Waage bringen – unbedingt reduziert werden. Fettarme Kost zusammen mit regelmäßiger körperlicher Bewegung führt hier am besten zum Erfolg – umso mehr als Lebensmittel, die reich an ungünstigen gesättigten Fettsäuren sind, nicht selten auch hohe Puringehalte aufweisen. Entsprechend der allgemein gültigen Empfehlung der Deutschen Gesellschaft für Ernährung (DGE) sollte Fett etwa 25 bis 30 Prozent der täglich zugeführten Gesamtkalorienmenge liefern.

Dass »Wunderdiäten«, mit denen Sie angeblich sieben Pfund und mehr in der Woche abnehmen, wenn überhaupt nur kurzfristige Erfolge bringen, ist weitgehend bekannt. Zudem führt die starke Einschränkung der Energiezufuhr zu einer Erhöhung des Harnsäurespiegels. Denn bei Hunger werden vermehrt Ketonkörper gebildet, die die Ausscheidung von Harnsäure über die Niere hemmen. Nulldiät und Co. können somit sogar einen akuten Gichtanfall auslösen.

Darüber hinaus sollten Sie bei der Ernährung folgende Punkte beachten:

➤ Zu viel tierische Proteine in der Nahrung (etwa bei einem reichlichen Fleischkonsum) können dazu führen, dass der pH-Wert des Bluts und des Harns sinken. Und das wiederum vermindert die Löslichkeit der Harnsäure.

➤ Einen ebenfalls begünstigenden Einfluss auf die Harnsäurebildung hat ein regelmäßiger und/oder erhöhter Alkoholgenuss. Alkohol hemmt einerseits die Ausscheidung von Harnsäure über die Nieren und erhöht andererseits die Freisetzung von Purinen im Körper.

Es spielt auch eine Rolle, welches alkoholische Getränk Sie zu sich nehmen: Bier hat aufgrund seines hohen Puringehaltes stärkere Auswirkungen als Schnaps oder Wein. In kleinen Mengen beeinflusst letzterer den Harnsäurespiegel nicht.

➤ Eine an Gemüse und Obst reiche Ernährung ist auch bei Hyperurikämie und Gicht empfehlenswert. Sämtliche Obstsorten sind purinarm bis -frei, und auch die meisten Gemüse enthalten nur sehr niedrige Mengen. Selbst die purinreicheren Sorten wie Spargel, Spinat und einige Kohlarten weisen einen immer noch deutlich geringeren Gehalt auf als Fleisch. Eine Ausnahme stellen Hülsenfrüchte dar, die Sie bei einer purinarmen Kost besser meiden sollten. Mehr als 100 Gramm (Gewicht im gegarten Zustand) sollten Sie davon an einem Tag nicht essen – auch wenn pflanzliche Purinquellen den Harnsäurespiegel deutlich weniger zu beeinflussen scheinen als entsprechende Fleisch- und Fischprodukte (allen voran Innereien). Wenn Sie Nierenprobleme haben, ist lediglich bei solchen Gemüsesorten Vorsicht geboten, die reich an Oxalsäure sind (beispielsweise Spinat, Rhabarber, Bambussprossen). Sie führen leicht zur Bildung von Harnsteinen. Kombinieren Sie entsprechende Gemüsesorten immer mit Milchprodukten. Das darin enthaltene Kalzium erleichtert die Ausscheidung des Oxalats über den Darm.

➤ Ziehen Sie pflanzliche Fette, die reich an mehrfach ungesättigten Fettsäuren sind, den tierischen vor, die vorwiegend gesättigte Fettsäuren enthalten. Eine besondere Rolle kommt den bereits erwähnten Omega-3-Fettsäuren zu, denen eine entzündungshemmende Wirkung zugeschrieben wird, wodurch die entzündlichen Prozesse in den Gelenken möglicherweise gemildert werden können (siehe auch Seite 14).

➤ Ganz wichtig für den Harnsäurespiegel: Trinken Sie jeden Tag mindestens zwei Liter. Dadurch wird die

Nierentätigkeit angeregt, was nicht nur die Ausscheidung von Harnsäure verbessert, sondern auch deren Konzentration im Harn vermindert und so Nierensteinen vorbeugt. Am besten eignen sich dafür Wasser (Leitungswasser und Mineralwasser) sowie Kräuter- oder Früchtetees.

EMPFEHLUNGEN ZUR AUFNAHME VON PURINEN

Grundsätzlich ist eine purinreiche Ernährung zwar keine direkte Ursache für Hyperurikämie. Schließlich entsteht der Hauptanteil der Harnsäure (etwa zwei Drittel) im Körper selbst. Allerdings verstärkt purinreiche Kost erhöhte Werte. Aus diesem Grund sollte bei Hyperurikämie und ganz besonders bei bereits manifester Gicht eine purinarme Kost bevorzugt werden.

Bei purinarmer Kost gibt es zwei Stufen:

	Maximale Purinaufnahme (angegeben als mg Harnsäure)	
	pro Tag	pro Woche
Purinarm	500	3000
Streng purinarm	120 bis 300	2000

Für die Bestimmung des Puringehalts eines Lebensmittels steht eine Reihe unterschiedlicher Methoden zur Verfügung. In Tabellen wird meist die Menge an gebildeter Harnsäure angegeben. Das macht insofern Sinn, als diese ja die Hyperurikämie auslöst. Die Harnsäure wird entweder direkt bestimmt, indem die Umwandlung nachgestellt wird, oder rechnerisch aus dem Puringehalt ermittelt. Letzterer wird im Allgemeinen als Purinstickstoff gemessen. Da aus jedem Purinbasenmolekül ein Molekül Harnsäure entsteht, kann daraus ermittelt werden, wie viel tatsächlich von dieser gebildet wird. Der Faktor beträgt 2,4 bis 3 in Abhängigkeit vom Gehalt an den unterschiedlichen Purinbasen.

Fleisch und Fisch – in Maßen und ohne Haut
Ein hoher Konsum von Fleisch, Fisch und Meerestieren ist am stärksten für Hyperurikämie und das Auftreten von Gicht verantwortlich. Besonders viele Purine sind dabei in zellreichem Gewebe enthalten, beispielsweise in Innereien, Drüsengewebe und Haut. Vor allem die Haut von Fisch weist hohe Konzentrationen auf und sollte daher immer entfernt werden. Wie schon erwähnt sind Purine Bestandteile von Energiespeichermolekülen, die vor allem im Muskelgewebe reichlich vorkommen. Innereien dagegen haben einen hohen Gehalt an Zellkernen, die die Erbsubstanz enthalten. Grundsätzlich gilt die Empfehlung: Essen Sie nicht mehr als 100 Gramm Fleisch pro Tag und planen Sie pro Woche mindestens ein bis zwei fleischlose Tage ein.

Vegetarische Kost – die erste Wahl
Obwohl nicht ganz auf Fleisch verzichtet werden muss, empfiehlt sich eine vorwiegend ovo-lakto-vegetarische Ernährungsweise, bei der Eier und Milchprodukte als hauptsächliche Eiweißquellen dienen. In Hülsenfrüchten (an sich die hochwertigsten pflanzlichen Proteinquellen) dienen Purine der Stickstoffspeicherung, sodass hier höhere Gehalte gefunden werden (siehe auch Seite 16). Das gilt auch für Pilze und Hefe. Milch dagegen enthält überhaupt keine Purine, Käse nur sehr geringe Mengen. Darüber hinaus zeigen Studien, dass eine hohe Aufnahme an Milchprodukten den Harnsäurespiegel sogar senken kann. Diese Erkenntnis ist nicht neu: Schon im 17. Jahrhundert empfahl der Philosoph John Locke Gichtkranken Milch und Milchprodukte. Und noch ein Tipp: Im Hinblick auf eine Gewichtsreduktion sollten Sie fettarmen Produkten unbedingt den Vorzug gegen.

Allgemeine Ernährungstipps

Frische und Zubereitung

Auch die Frische eines Lebensmittels bestimmt, ob und wie sehr es den Harnsäurewert beeinflusst: Bei längerer Lagerung werden Nukleinsäuren abgebaut und damit Purine freigesetzt. Und nicht zuletzt wird der Puringehalt durch die Zubereitungsart beeinflusst. Beim Erhitzen können Purinbasen aus den Nukleinsäuren herausgelöst werden. Im Gegensatz zum Braten oder Grillen gehen sie beim Kochen ins Kochwasser über. Wenn Sie das Wasser abschütten, eliminieren Sie somit auch die gelösten Purine.

Kaffee – ein Schutzfaktor?

Eine weitere Purinverbindung ist das Purinalkaloid Koffein, das allerdings etwas anders verwertet wird als die Purinbasen. Es konnte gezeigt werden, dass Abbauprodukte des Koffeins das Enzym Xanthinoxidase und damit die Entstehung von Harnsäure hemmen können. Studien aus den USA deuten sogar darauf hin, dass regelmäßiger Kaffeekonsum das Risiko einer Gichterkrankung senken kann.

Ob jedoch tatsächlich das im Kaffee enthaltene Koffein dafür verantwortlich ist, scheint fraglich. Denn der Effekt war unabhängig von der aufgenommenen Koffeinmenge. Zudem trat Gicht auch bei jenen Studienteilnehmern seltener auf, die entkoffeinierten Kaffee tranken – es dürfte demnach ein anderer Inhaltsstoff des Getränks dafür verantwortlich sein, dass das Krankheitsrisiko sinkt. Das geht auch daraus hervor, dass der Konsum von Schwarztee, der ja sogar höhere Mengen an Koffein enthält als Kaffee, nicht zu einem verringerten Auftreten von Gicht führte.

Kurzum: Kaffee, schwarzer Tee und auch Schokolade sind bei einer Hyperurikämie nicht völlig verboten. Letztere sollte aber aufgrund ihres relativ hohen Gehalts an Fett und Zucker nur von Zeit zu Zeit und immer nur in Maßen genossen werden.

ÜBERSICHT ÜBER DEN PURINGEHALT VON LEBENSMITTELN

Purinfreie oder -arme Lebensmittel (unter 50 mg gebildete Harnsäure/100 g Lebensmittel):

Milch und Milchprodukte, Käse
Eier
die meisten Gemüsesorten
Obst
Getreide*

Lebensmittel mit mittlerem Puringehalt (50–150 mg gebildete Harnsäure/100 g Lebensmittel):

Kohlgemüse wie Rosenkohl, Blumenkohl
Hülsenfrüchte
Rindfleisch
Garnelen, Krebse
Vollkornreis*, Getreideflocken (Hafer, Gerste, Roggen, Weizen)

Lebensmittel mit hohem Puringehalt (150–400 mg gebildete Harnsäure/100 g Lebensmittel):

Innereien (Leber, Niere, Herz, Lunge)
Hammel- und Lammfleisch
die meisten Fischarten
Muscheln

Lebensmittel mit sehr hohem Puringehalt (über 400 mg gebildete Harnsäure/100 g Lebensmittel):

Ölsardinen
Bries und Milz, Fleischextrakt
Roggen- und Weizenkeime
Hefe

gilt für gekochtes, essfertiges Getreide

Hinweise und Erläuterungen zur Tabelle

- Die folgende Tabelle gibt die Menge an Harnsäure an, die aus verschiedenen Lebensmitteln und Gerichten gebildet wird. Aus praktischen Gründen beziehen sich die Gehalte auf eine durchschnittliche Portionsgröße des jeweiligen Lebensmittels. Dadurch wird der verzehrten Menge Rechnung getragen. Denn auch wenn manch ein Lebensmittel pro 100 g gar nicht so viele Purine enthält, kann es doch maßgeblich zur Harnsäureentstehung beitragen, wenn es in großen Mengen aufgenommen wird. Genauso fällt ein purinreiches Nahrungsmittel nicht stark ins Gewicht, wenn Sie nur wenig davon essen. Als Beispiel dafür wäre Hefe zu nennen.
- Die Auswahl der Lebensmittel wurde nach den verfügbaren Werten zum Harnsäuregehalt getroffen. Angegeben ist die Menge an Harnsäure, die im Körper gebildet wird (in mg), da diese letztendlich den Ausschlag gibt. Zu Vergleichszwecken ist diese auch für 100 g Lebensmittel aufgeführt.
- Um einen raschen Überblick zu liefern, wurden die Lebensmittel nach dem Ampelsystem bewertet, wobei einerseits die Rolle eines Lebensmittels als Purinlieferant berücksichtigt wurde, andererseits sein allgemeiner Gesundheitswert. Im ersten Fall kennzeichnet »Grün« Nahrungsmittel, die in den üblichen Mengen bedenkenlos gegessen werden können. Der Grenzwert liegt hier bei 100 mg gebildeter Harnsäure pro Portion, entsprechend einem Fünftel der bei purinarmer Kost erlaubten Tagesmenge. Lebensmittel, die pro Portion zwischen 100 und 300 mg Harnsäure liefern, sind gelb markiert. Hier ist zwar Vorsicht geboten, doch können sie in Maßen gegessen werden. Rot gekennzeichnete Lebensmittel, die pro Portion

300 mg oder mehr Harnsäure und damit über die Hälfte der täglich erlaubten Menge liefern, sollten Sie hingegen nach Möglichkeit meiden.

Bei der Bewertung spielt auch der Anteil, den ein Lebensmittel an der täglichen Nahrung hat, eine Rolle. Deshalb wurden zum Beispiel viele Wurstwaren gelb markiert, obwohl die angegebene Portion unter 100 mg Harnsäure liefert. Hier muss allerdings bedacht werden, dass diese Portion nur einen kleinen Anteil an der täglichen Kost hat und dafür relativ viele Purine enthält.

Bei der gesundheitlichen Bewertung wurde jedes Lebensmittel auch innerhalb seiner Klasse betrachtet. Eine grüne Kennzeichnung macht zwei Lebensmittel insofern nicht unbedingt gleichwertig.

- Aufgrund der positiven Auswirkungen einer Gewichtsreduktion sollten auch der Energie- und Fettgehalt der Nahrung berücksichtigt werden. Beide werden deshalb in der Tabelle aufgeführt. Sie fließen in die Bewertung der Lebensmittel hinsichtlich ihrer gesundheitsfördernden Eigenschaften mit ein, wobei beim Fett nicht nur die Menge, sondern auch die Qualität eine Rolle spielt.
- Da Hyperurikämie das Risiko für Nierenschäden erhöht, muss auch die Eiweißzufuhr beachtet werden. Aus diesem Grund wird in der Tabelle der Proteingehalt der einzelnen Lebensmittel aufgeführt. Besteht bereits eine Nierenfunktionsstörung, ist eine individuelle Ernährungsberatung zu empfehlen.
- Aufgrund des bei Hyperurikämie und Gicht erhöhten Risikos für eine Nierenschädigung kann ein hoher Gehalt an Oxalsäure ein Problem darstellen. 70 bis 75 Prozent aller Nierensteine bestehen nämlich aus Kalziumoxalat. Somit sollten Spinat, Mangold, Rhabarber und andere oxalsäurereiche Lebensmittel mit Vorsicht genossen werden. Sie sind in der Tabelle zur Kenntlichmachung mit »Ox« markiert.

Hinweise und Erläuterungen zur Tabelle

➤ Bei den angegebenen Werten eines Lebensmittels handelt es sich um Durchschnittswerte. Bei natürlichen Produkten kommt es wie bei anderen Inhaltsstoffen auch zu starken Schwankungen. Insofern können diese Werte natürlich nur eine Orientierungshilfe geben. Das gilt insbesondere für die Angaben zu den fertigen Gerichten. Diese wurden in der Regel aus Standardrezepten berechnet, um ungefähre Aussagen über den Nährstoffgehalt sowie die nach dem Verzehr gebildete Harnsäure zu erlauben. Da allerdings große Unterschiede in Hinblick auf Zusammensetzung und Portionsgrößen bestehen, können hier nur ungefähre Schätzungen erfolgen.

LEGENDE

● Diese Lebensmittel können in den üblichen Mengen bedenkenlos verzehrt werden.

● Diese Lebensmittel sollten Sie nur in Maßen essen.

● Diese Lebensmittel sollten Sie möglichst meiden.

Ox Oxalsäurereiches Lebensmittel; mit Vorsicht genießen.

\+ Der jeweilige Nährstoff ist nur in Spuren enthalten.

* Diese Getränke enthalten zwar kaum oder keine Purine, aber der Alkohol darin erhöht den Harnsäurewert im Körper.

Getreide, Getreideprodukte

Lebensmittel	Harnsäuregehalt je 100 g (mg/100 g)	Portion in g	Harnsäure mg je Port.
Getreide, Getreideprodukte und Mehle			
Buchweizen, Korn, geschält	156	60	94
Buchweizen, gekocht	49	180	88
Buchweizengrieß, -grütze	125	40	50
Buchweizengrieß, -grütze, gekocht	33	120	40
Buchweizenvollmehl; 1 EL	180	15	27
Bulgurweizengrütze	69	40	28
Gerste, Korn	108	60	65
Gerste, gekocht	42	180	76
Gerstenflocken	82	50	41
Gerstenflocken, gekocht	21	150	32
Gerstengraupen	100	50	50
Gerstengrieß, Vollkorn	82	40	33
Gerstengrieß, gekocht	29	120	35
Gerstenmehl; 1 EL	102	15	15
Getreidesprossen	15	12	2
Grünkern, Korn, Grütze	155	60	93
Grünkern, gekocht	49	180	88
Hafer, Korn	102	60	61
Hafer, gekocht	40	180	72
Hafergrieß, -grütze	139	40	56
Hafergrieß, -grütze, gekocht	49	120	59
Hafermehl; 1 EL	149	15	22
Hafervollkornflocken	100	50	50
Hafervollkornflocken, gekocht	26	150	39
Hirse, geschält	117	60	70
Hirse, gekocht	28	180	50
Hirseflocken; 1 EL	85	15	13
Mais	60	40	24
Mais, gekocht	24	150	36

Energie (kcal/kJ) je Port.	Fett g je Port.	Protein g je Port.	Kohlenhydrate g je Port.	Bewertung Harnsäure	Bewertung Gesundheit
205/855	1,0	6,0	42,8	●	●
164/823	0,9	4,9	33,7	●	●
135/564	0,6	3,2	29,0	●	●
86/361	0,5	2,2	18,1	●	●
53/222	0,4	1,8	10,6	●	●
130/544	0,4	3,6	27,6	●	●
189/790	1,3	6,4	38,0	●	●
184/772	1,3	6,3	36,4	●	●
157/657	0,8	4,0	33,1	●	●
98/411	0,5	2,7	20,4	●	●
169/708	0,7	5,2	35,5	●	●
126/526	0,6	3,2	26,4	●	●
108/631	0,6	3,0	22,3	●	●
50/211	0,3	1,5	10,3	●	●
8/35	+	0,4	1,6	●	●
194/812	1,6	6,5	38,0	●	●
188/787	1,8	6,8	35,6	●	●
202/846	4,3	7,4	33,4	●	●
207/866	4,5	7,4	33,7	●	●
148/461	2,3	5,2	26,3	●	●
130/542	2,2	4,9	22,2	●	●
56/235	1,1	2,1	9,4	●	●
176/736	3,5	6,8	29,4	●	●
119/495	2,4	4,4	19,5	●	●
212/887	2,3	5,9	41,3	●	●
171/718	2,2	5,2	32,6	●	●
53/222	0,6	1,5	10,3	●	●
156/554	1,5	3,7	26,0	●	●
161/669	2,0	4,5	30,5	●	●

Getreide, Getreideprodukte

Lebensmittel	Harnsäure-gehalt je 100 g (mg/100 g)	Portion in g	Harnsäure mg je Port.
Maisgrieß	29	20	6
Reis, geschält	87	60	52
Reis, geschält, gekocht	29	180	52
Reis, natur	134	60	80
Reis, natur, gekocht	53	180	95
Roggen, Korn	70	60	42
Roggen, gekocht	27	180	52
Roggenbackschrot Typ 1800; 1 EL	80	15	12
Roggenflocken	70	50	35
Roggenflocken, gekocht	18	150	27
Roggenkeime, -keimflocken; 1 EL	1230	15	185
Roggenmehl Typ 815; 1 EL	51	15	8
Roggenmehl Typ 997; 1 EL	54	15	8
Roggenmehl Typ 1150; 1 EL	66	15	10
Roggenvollkornmehl; 1 EL	70	15	11
Weizen, Korn	90	60	54
Weizen, gekocht	35	180	63
Weizenflocken	90	50	45
Weizenflocken, gekocht	23	150	35
Weizengrieß	80	40	32
Weizenkeime, -keimflocken; 1 EL	843	15	126
Weizenkleie; 1 EL	142	15	21
Weizenmehl Typ 405; 1 EL	40	15	6
Weizenmehl Typ 630; 1 EL	43	15	6
Weizenmehl Typ 1050; 1 EL	46	15	7
Weizenvollkornmehl; 1 EL	82	15	12
Brot und Backwaren			
Baguette	44	30	13
Grahambrötchen	57	45	26
Grahambrot	64	50	32

Energie (kcal/kJ) je Port.	Fett g je Port.	Protein g je Port.	Kohlenhydrate g je Port.	Bewertung	
				Harnsäure	Gesundheit
68/284	0,2	1,8	14,7	🟢	🟢
209/88	0,4	4,4	47,0	🟢	🟡
191/797	0,4	3,6	43,2	🟢	🟡
209/878	1,3	4,3	44,5	🟢	🟢
202/844	0,7	3,8	22,1	🟢	🟢
178/921	1,0	5,7	36,4	🟢	🟢
141/707	1,1	5,8	33,7	🟢	🟢
44/184	0,2	1,6	8,9	🟢	🟢
148/619	0,9	4,5	30,1	🟢	🟢
93/389	0,6	3,2	18,5	🟢	🟢
51/214	1,7	5,9	3,1	🟡	🟢
48/201	0,2	1,0	10,7	🟢	🟡
47/195	0,2	1,1	10,2	🟢	🟡
48/200	0,2	1,2	10,1	🟢	🟢
44/185	0,3	1,4	9,0	🟢	🟢
184/767	1,1	6,8	36,6	🟢	🟢
182/758	1,3	7,4	34,4	🟢	🟢
157/655	1,0	5,9	30,5	🟢	🟢
99/413	0,8	4,1	18,8	🟢	🟢
130/545	0,3	3,8	27,6	🟢	🟢
47/197	1,4	4,0	4,6	🟡	🟢
26/108	0,7	2,2	2,6	🟢	🟢
51/211	0,2	1,5	10,6	🟢	🟡
51/212	0,2	1,6	10,4	🟢	🟡
50/210	0,3	1,7	10,1	🟢	🟢
45/189	0,3	1,8	9,0	🟢	🟢
74/311	0,4	2,2	15,2	🟢	🟡
111/465	0,6	3,4	22,5	🟢	🟢
106/445	0,8	3,9	20,7	🟢	🟢

Getreide, Getreideprodukte

Lebensmittel	Harnsäuregehalt je 100 g (mg/100g)	Portion in g	Harnsäure mg je Port.
Hafervollkornbrot	62	50	31
Leicht & Cross Knäckebrot	77	10	8
Leinsamenbrot (Weißbrot)	45	45	20
Mehrkornbrot (Mischbrot)	46	50	23
Mehrkornvollkornbrot	63	60	38
Pumpernickel	57	55	31
Roggenknäckebrot mit Ballaststoffen	97	9	9
Roggenknäckebrot mit Weizenkeimen	149	10	15
Roggenmischbrot mit Weizenkeimen	85	45	38
Roggenvollkornbrot	77	60	46
Rosinenbrötchen (Hefeteig)	49	45	22
Schlüterbrot, Simonsbrot	57	50	29
Steinmetzbrot	44	50	22
Toastbrot	104	30	31
Vollkornbrot mit Leinsamen	59	55	32
Vollkornbrot mit Sonnenblumenkernen	61	60	37
Weißbrot	73	40	29
Weizenbrötchen, Semmel	74	45	33
Weizenmischbrot	49	45	22
Weizenmischbrot mit Weizenkeimen	93	45	42
Weizenvollkornbrot	83	55	46
Weizenvollkornbrot mit Weizenkeimen	97	55	53
Glutenfreies Brot			
Hirsebrot, glutenfrei	40	45	18
Körnerbrot, glutenfrei	18	45	8
Maiswaffelbrot, glutenfrei	14	30	4
Weißbrot, glutenfrei	8	40	3
Kuchen, Torten, Kekse			
Apfelkuchen, gedeckt (Mürbteig)	19	150	29
Apfelstrudel	20	180	36

Energie (kcal/kJ) je Port.	Fett g je Port.	Protein g je Port.	Kohlenhydrate g je Port.	Bewertung	
				Harnsäure	Gesundheit
103/431	0,8	3,6	20,6	🟢	🟢
35/145	0,1	1,1	7,1	🟢	🟢
108/455	1,2	3,5	20,7	🟢	🟡
110/458	0,5	3,0	22,9	🟢	🟢
121/506	0,7	4,1	24,0	🟢	🟢
103/432	0,6	3,6	20,7	🟢	🟢
29/120	0,5	1,1	4,9	🟢	🟢
33/139	0,2	1,1	6,6	🟢	🟢
97/407	0,5	3,1	19,6	🟢	🟢
117/490	0,7	4,4	23,3	🟢	🟢
114/476	0,6	3,2	23,4	🟢	🟡
94/393	0,5	3,3	18,8	🟢	🟢
105/437	0,4	3,0	21,9	🟢	🟢
76/318	1,0	2,2	14,3	🟢	🟡
107/450	1,2	4,0	19,8	🟢	🟢
139/579	2,3	5,4	23,9	🟢	🟢
94/394	0,5	3,3	14,4	🟢	🟡
112/467	0,6	3,3	22,8	🟢	🟡
99/413	0,4	3,2	20,2	🟢	🟢
101/423	0,6	3,7	19,9	🟢	🟢
117/489	0,8	4,2	22,8	🟢	🟢
107/447	0,8	4,1	20,5	🟢	🟢
114/477	1,0	2,0	23,9	🟢	🟢
98/410	2,2	2,0	17,5	🟢	🟢
101/421	1,1	1,3	21,2	🟢	🟢
97/407	0,7	0,4	21,9	🟢	🟢
344/1439	13,4	4,2	51,3	🟢	🟡
311/1301	12,6	3,6	45,4	🟢	🟡

Getreide, Getreideprodukte

Lebensmittel	Harnsäuregehalt je 100 g (mg/100 g)	Portion in g	Harnsäure mg je Port.
Berliner, Krapfen; 1 Stk.	28	60	17
Bienenstich	14	100	14
Biskuitrolle mit Erdbeeren u. Sahne	11	100	11
Butterhefekuchen	24	100	24
Butterkeks; 2 Stk.	26	10	3
Croissant (Hefeblätterteig)	42	70	29
Dresdner Stollen	54	100	54
Elisenlebkuchen; 1 Stk.	17	25	4
Früchtebrot (Rührteig)	43	70	30
Haferflockenplätzchen	40	10	4
Hefezopf	37	100	37
Käsekuchen (Mürbteig)	12	100	12
Kräcker, fettarm	40	15	6
Löffelbiskuit; 1 Stk.	15	10	2
Marmorkuchen	13	70	9
Mohnstollen (Hefeteig)	53	100	53
Muffin mit Schokolade	22	60	13
Napfkuchen, Gugelhupf (Hefeteig)	40	100	40
Nürnberger Lebkuchen; 1 Stk.	28	40	11
Nussecke; 1 Stk.	22	50	11
Nusskuchen (Rührteig)	18	70	13
Obstkuchen, fettarm (Hefeteig)	28	150	42
Printe; 1 Stk.	25	20	5
Rehrücken (Biskuitteig)	18	100	18
Sachertorte	9	130	12
Salzstangen; $^1/_2$ Pck.	100	125	125
Schwarzwälder Kirschtorte	11	125	14
Spitzbuben; 2 Stk.	23	50	12
Streuselkuchen (Hefeteig)	25	100	25
Vollkornkeks	55	50	28

Energie (kcal/kJ) je Port.	Fett g je Port.	Protein g je Port.	Kohlenhydrate g je Port.	Bewertung	
				Harnsäure	Gesundheit
190/795	7,1	5,2	26,4	🟢	🔴
300/1257	16,2	5,7	33,0	🟢	🔴
216/906	11,6	3,6	24,2	🟢	🟡
376/1574	18,2	6,1	46,9	🟢	🔴
42/177	1,0	0,8	7,5	🟢	🟡
356/1488	23,5	5,0	31,4	🟢	🔴
408/1709	21,8	5,7	46,7	🟢	🔴
103/432	5,0	2,2	12,4	🟢	🟡
245/1026	8,3	4,6	37,0	🟢	🟢
42/175	2,1	0,8	5,0	🟢	🟢
302/1263	9,1	7,5	46,6	🟢	🟡
276/1156	14,1	8,8	27,9	🟢	🟢
56/236	0,5	1,5	11,3	🟢	🟡
41/170	0,5	0,9	8,2	🟢	🟡
274/1147	15,2	4,3	30,0	🟢	🔴
321/1344	14,7	8,6	37,7	🟢	🟡
172/719	7,0	6,7	22,4	🟢	🟡
349/1463	16,8	6,4	42,5	🟢	🟡
160/669	5,5	2,6	24,6	🟢	🟢
270/1130	18,0	3,5	23,9	🟢	🟡
319/1336	22,1	6,2	24,3	🟢	🟡
216/906	5,1	4,2	37,5	🟢	🟢
93/390	4,3	1,6	12,0	🟢	🟡
427/1786	23,8	7,2	46,0	🟢	🟡
438/1837	18,9	7,5	59,4	🟢	🔴
434/1815	0,6	12,1	95,0	🟡	🟡
309/1293	20,1	4,9	26,8	🟢	🔴
284/1190	19,8	3,4	23,6	🟢	🟡
376/1576	14,9	5,9	54,4	🟢	🟡
236/986	12,1	5,8	25,9	🟢	🟢

Getreide, Getreideprodukte

Lebensmittel	Harnsäuregehalt je 100 g (mg/100g)	Portion in g	Harnsäure mg je Port.
Vollkornkeks mit Soja	105	50	53
Vollkornmüslikeks	55	50	28
Zwieback mit Ei; 2 Scheiben	67	20	13
Zwieback, eifrei; 2 Scheiben	60	20	12
Zwiebelkuchen	20	230	46
Frühstückszerealien			
Cornflakes	83	30	25
Früchtemüsli	95	50	48
Mehrkornflocken geröstet, gesüßt	82	30	25
Müslimischung	105	50	53
Nestlé Cini Minis	80	30	24
Nestlé Trio	80	30	24
Puffreis	96	8	8
Schokomüsli	86	50	43
Teigwaren, Nudeln			
Eierteigwaren, roh	60	60	36
Eierteigwaren, gekocht	21	180	38
Eierteigwaren mit Spinat, roh	89	60	53
Eierteigwaren mit Spinat, gekocht	32	180	58
Nudeln aus Hartweizen, roh	60	60	36
Nudeln aus Hartweizen, gekocht	26	150	39
Spätzle (hoher Eianteil), roh	76	60	46
Spätzle, gekocht	27	180	49
Vollkorneierteigwaren	83	60	50
Vollkornhirsenudeln, roh	77	60	46
Vollkornhirsenudeln, gekocht	33	150	50
Vollkornweizennudeln, roh	80	60	48
Vollkornweizennudeln, gekocht	34	150	51
Vollkornweizennudeln, mit Soja, roh	132	60	79
Vollkornweizennudeln, m. Soja, gekocht	57	150	86

Energie (kcal/kJ) je Port.	Fett g je Port.	Protein g je Port.	Kohlenhydrate g je Port.	Bewertung Harnsäure	Bewertung Gesundheit
421/1763	11,2	8,6	18,9	🟢	🟢
222/927	9,5	4,0	30,0	🟢	🟢
194/812	3,9	6,1	33,3	🟢	🟢
183/765	2,2	4,6	35,7	🟢	🟢
453/1895	33,4	12,2	26,0	🟢	🔴
107/445	0,2	2,3	24,6	🟢	🟢
170/712	3,0	5,0	30,2	🟢	🟢
95/396	0,5	2,9	19,3	🟢	🟢
176/736	3,7	5,2	30,0	🟢	🟢
123/515	2,9	1,4	22,8	🟢	🟡
114/495	0,6	2,2	24,9	🟢	🟡
31/131	0,2	0,6	6,7	🟢	🟢
200/834	5,8	5,0	31,9	🟢	🟡
216/904	1,7	8,0	42,0	🟢	🟡
227/949	1,8	7,9	43,9	🟢	🟡
204/853	1,6	6,4	40,3	🟢	🟡
218/914	1,4	6,8	43,2	🟢	🟡
217/908	0,7	7,5	45,1	🟢	🟡
225/939	0,8	8,1	45,5	🟢	🟡
212/886	2,8	6,7	39,5	🟢	🟡
227/950	2,9	7,2	42,3	🟢	🟡
200/836	2,5	7,5	36,2	🟢	🟢
206/862	1,3	7,1	40,9	🟢	🟢
222/929	1,4	7,7	44,0	🟢	🟢
206/861	1,8	9,0	38,4	🟢	🟢
209/872	1,7	8,7	39,2	🟢	🟢
195/817	3,1	9,8	31,5	🟢	🟢
210/878	3,3	10,5	33,9	🟢	🟢

Getreide, Getreideprodukte

Lebensmittel	Harnsäuregehalt je 100 g (mg/100 g)	Portion in g	Harnsäure mg je Port.
Backzutaten und Teige			
Agar-Agar, Trockenprodukt	368	5	18
Backpulver; 1 Tüte	0	7	0
Bäckerhefe, frisch; 1 Würfel	680	42	286
Bierteig	23	100	23
Blätterteig	23	100	23
Gelatine; 1 Pck. à 6 Blätter	15	10	2
Hefeteig, leicht gesüßt	40	100	40
Mürbeteig, süß	20	100	20
Natursauerteig, getrocknet	77	100	77
Strudelteig, ausgezogen	27	100	27

Energie (kcal/kJ) je Port.	Fett g je Port.	Protein g je Port.	Kohlenhydrate g je Port.	Bewertung	
				Harnsäure	Gesundheit
17/71	0,1	2,1	1,8	🟢	🟢
11/46	0,0	+	1,9	🟢	🟡
35/146	0,5	7,0	0,5	🟡	🟢
226/946	6,6	7,8	31,8	🟢	🟡
434/1816	33,0	4,3	30,0	🟢	🔴
34/144	0,0	8,4	0,0	🟢	🟡
290/1215	8,3	6,8	46,5	🟢	🟡
479/2007	27,5	5,1	53,1	🟢	🔴
336/1406	1,5	9,6	66,7	🟢	🟢
306/1280	8,5	8,3	48,5	🟢	🟡

Obst, Gemüse

Lebensmittel	Harnsäure-gehalt je 100 g (mg/100 g)	Portion in g	Harnsäure mg je Port.
Obst			
Ananas	19	125	24
Apfel	19	150	29
Aprikose; 2 Stk.	20	75	15
Aprikose, getrocknet	73	25	18
Avocado	31	225	70
Banane	25	100	25
Birne	17	140	24
Brombeeren	15	125	19
Dattel, getrocknet; 3 Stk.	54	25	14
Erdbeeren	26	250	65
Feige; 1 Stk.	15	60	9
Feige, getrocknet	64	25	16
Grapefruit	15	250	38
Heidelbeeren aus Kultur, tiefgekühlt	22	125	28
Himbeeren	18	125	23
Holunderbeeren	33	125	41
Honigmelone	25	150	38
Johannisbeeren, rot	17	125	21
Kirschen, süß	17	150	26
Kiwi	19	80	15
Kochbanane	27	100	27
Orange	19	150	29
Pfirsich	21	120	25
Pflaume; 3 Stk.	20	100	20
Pflaume, getrocknet	64	25	16
Preiselbeeren, roh	13	125	16
Preiselbeerkompott, ungesüßt	24	100	24
Quitte, roh	30	150	45
Rhabarber, gegart	13	200	26

Energie (kcal/kJ) je Port.	Fett g je Port.	Protein g je Port.	Kohlenhydrate g je Port.	Bewertung Harnsäure	Bewertung Gesundheit
69/289	0,3	0,5	15,5	●	●
81/338	0,9	0,5	17,1	●	●
32/135	0,1	0,8	6,4	●	●
60/401	0,1	1,3	12,0	●	●
497/2077	52,9	4,3	0,9	●	●
94/392	0,2	1,1	21,4	●	●
77/323	0,4	0,7	17,4	●	●
55/229	1,3	1,5	7,8	●	●
69/290	0,1	0,5	16,3	●	●
80/335	1,0	2,0	13,8	●	●
36/152	0,2	0,8	7,7	●	●
62/258	0,3	1,0	13,5	●	●
113/468	0,5	1,5	18,8	●	●
104/436	0,6	0,9	23,8	●	●
41/175	0,4	1,6	6,0	●	●
68/285	2,1	3,3	8,1	●	●
81/342	0,2	1,4	18,6	●	●
41/173	0,3	1,4	6,1	●	●
95/393	0,5	1,4	20,0	●	●
40/167	0,5	0,7	7,3	●	●
128/536	0,3	1,0	29,3	●	●
63/266	0,3	1,5	12,5	●	●
52/216	0,1	0,8	11,3	●	●
49/205	0,2	0,6	10,2	●	●
56/232	0,2	0,6	11,9	●	●
44/181	0,6	0,4	7,8	●	●
34/143	0,6	0,7	6,5	●	●
57/239	0,8	0,6	11,0	●	●
22/90	0,2	1,0	2,0	Ox ●	●

Obst, Gemüse

Lebensmittel	Harnsäuregehalt je 100 g (mg/100 g)	Portion in g	Harnsäure mg je Port.
Rosinen	107	25	27
Stachelbeeren, tiefgekühlt	16	150	24
Wassermelone	20	150	30
Weintrauben, blau	25	150	38
Weintrauben, weiß	30	150	45
Zitrone	20	60	12
Zwetschge	24	100	24
Gemüse, Salat und Kräuter			
Artischocke, gegart	56	150	84
Artischockenboden, Konserve	42	150	63
Aubergine	22	150	33
Bambussprossen	29	150	44
Blumenkohl	45	200	90
Bohnen, grün	43	200	86
Bohnen, grün, tiefgekühlt	32	200	64
Brennnessel	60	20	12
Brokkoli, gegart	53	200	106
Brunnenkresse	30	75	23
Chayote	7	200	14
Chicorée	15	150	23
Chinakohl	26	150	29
Eissalat	11	50	6
Endivie	11	50	6
Erbsen, grün, frisch, gegart	166	150	249
Feldsalat	24	50	12
Fenchelknolle	16	200	32
Gartenkresse	30	10	3
Gewürzgurke; 3 mittelgroße	8	50	4
Grünkohl, gegart	26	200	52
Gurke	8	100	8

Energie (kcal/kJ) je Port.	Fett g je Port.	Protein g je Port.	Kohlenhydrate g je Port.	Bewertung Harnsäure	Bewertung Gesundheit
73/306	0,2	0,6	17,0	🟢	🟢
56/234	0,3	1,2	10,5	🟢	🟢
56/234	0,3	0,9	12,5	🟢	🟢
102/423	0,5	1,1	22,8	🟢	🟢
102/423	0,5	1,1	22,8	🟢	🟢
22/89	0,4	0,4	1,9	🟢	🟢
43/181	0,1	0,6	8,8	🟢	🟢
30/126	0,2	3,6	3,2	🟢	🟢
24/101	0,2	2,7	2,6	🟢	🟢
26/108	0,3	1,8	3,8	🟢	🟢
26/108	0,5	3,8	1,5	🟢	🟢
46/190	0,6	5,0	4,6	🟢	🟢
64/272	0,4	4,8	10,2	🟢	🟢
54/224	0,6	3,2	8,8	🟢	🟢
9/37	0,1	1,4	0,3	🟢	🟢
46/194	0,4	6,4	3,8	🟡	🟢
14/59	0,2	1,2	1,5	🟢	🟢
48/198	0,2	1,6	9,4	🟢	🟢
26/108	0,3	2,0	3,5	🟢	🟢
18/78	0,5	1,7	1,4	🟢	🟢
7/29	0,1	0,5	0,8	🟢	🟢
6/28	0,1	0,9	0,2	🟢	🟢
123/513	0,8	9,8	18,5	🟡	🟢
7/29	0,2	0,9	0,4	🟢	🟢
50/206	0,6	4,8	5,6	🟢	🟢
4/16	0,1	0,4	0,2	🟢	🟢
8/34	0,1	0,3	1,0	🟢	🟢
56/232	1,4	6,8	3,2	🟢	🟢
12/51	0,2	0,6	1,8	🟢	🟢

Obst, Gemüse

Lebensmittel	Harnsäuregehalt je 100 g (mg/100 g)	Portion in g	Harnsäure mg je Port.
Knoblauch; 1 Zehe	15	3	‹1
Kohlrabi	30	200	60
Kohlrübe, Steckrübe	20	200	40
Kopfsalat	10	50	5
Kürbis	7	200	14
Mangold, roh	57	200	114
Mangold, gegart	71	200	142
Mangoldstiel, gegart	67	200	134
Möhre; 3 mittelgroße	15	200	30
Okra	9	150	14
Olive, grün	27	25	7
Olive, schwarz	31	25	8
Pakchoy	25	200	50
Palmherz, gegart	30	150	90
Paprika, gelb; 1 Schote	10	150	15
Paprika, grün; 1 Schote	10	150	15
Paprika, rot; 1 Schote	15	150	23
Pastinake, gegart	29	200	58
Petersilienblatt	40	5	2
Petersilienwurzel	32	200	64
Porree, roh	40	200	80
Porree, gegart	45	200	90
Radicchio	10	50	5
Radieschen	10	150	15
Rettich	10	100	10
Römersalat	10	50	5
Rosenkohl	56	200	112
Rote Bete, roh	21	200	42
Rote Bete, gekocht	20	200	40
Rotkraut, Blaukraut, gegart	41	200	82

Energie (kcal/kJ) je Port.	Fett g je Port.	Protein g je Port.	Kohlenhydrate g je Port.	Bewertung Harnsäure	Bewertung Gesundheit
4/16	+	0,2	0,9	●	●
48/204	0,2	4,0	7,4	●	●
68/286	0,4	2,2	14,0	●	●
6/25	0,1	0,7	0,6	●	●
52/208	0,2	2,0	10,0	●	●
50/212	0,6	4,2	5,8	Ox ●	●
52/214	0,6	4,8	5,0	Ox ●	●
44/186	0,6	4,0	4,6	Ox ●	●
50/212	0,4	2,2	9,6	●	●
30/126	0,3	3,2	3,3	●	●
33/139	3,3	0,4	0,5	●	●
88/367	9,0	0,6	1,2	●	●
28/114	0,6	2,4	2,4	●	●
47/195	0,2	3,8	7,1	●	●
45/189	0,5	1,8	8,0	●	●
30/128	0,5	1,8	4,4	●	●
56/231	0,8	2,0	9,6	●	●
34/144	0,8	2,2	4,0	●	●
3/12	+	0,2	0,4	●	●
80/336	1,0	5,8	12,0	●	●
52/214	0,6	4,4	6,4	●	●
46/192	0,6	4,6	5,0	●	●
7/29	0,1	0,6	0,8	●	●
21/86	0,2	1,7	3,0	●	●
14/57	0,1	1,0	1,9	●	●
8/34	0,1	0,8	0,9	●	●
62/256	1,0	7,6	4,8	●	●
82/338	0,2	3,0	16,8	Ox ●	●
50/212	0,2	2,2	10,0	Ox ●	●
36/150	0,4	3,0	5,0	●	●

Obst, Gemüse

Lebensmittel	Harnsäuregehalt je 100 g (mg/100 g)	Portion in g	Harnsäure mg je Port.
Rübe, weiß, roh	21	200	42
Rübe, weiß, gegart	20	200	40
Rübenblatt	60	200	120
Sauerkraut	20	200	40
Schnittlauch	30	5	2
Sellerieknolle, roh	30	200	60
Sellerieknolle, gegart	30	200	60
Selleriestange	70	150	105
Spargel, gegart	28	250	70
Spinat, Blatt, roh	57	200	114
Spinat, Blatt, gegart	71	200	142
Süßkartoffel	14	150	21
Tomate; 2 mittelgroße	10	160	16
Tomatenmark; 1 EL	120	15	18
Weinblätter, Dose	37	20	7
Weißkraut, roh	20	200	40
Weißkraut, gegart	21	200	42
Wirsing, gegart	41	200	82
Zucchini	24	200	48
Zwiebel, roh; 1 mittelgroße	25	80	20
Zwiebel, gegart; 1 mittelgroße	25	80	20
Kartoffeln und Kartoffelprodukte			
Berner Rösti	18	200	36
Chips, gesalzen	69	25	22
Chips mit Paprika	88	25	22
Kartoffeln, roh	20	200	40
Kartoffeln, gekocht	18	200	36
Kartoffelknödel, halb und halb; 2 Stk.	18	180	32
Kartoffelknödelpulver, halb und halb	87	50	44
Kartoffelkroketten; 4 Stk.	16	160	26

Energie (kcal/kJ) je Port.	Fett g je Port.	Protein g je Port.	Kohlenhydrate g je Port.	Bewertung Harnsäure	Bewertung Gesundheit
50/208	0,4	2,0	9,4	🟢	🟢
42/172	0,2	2,0	4,2	🟢	🟢
64/268	0,6	4,0	9,8	🟢	🟢
34/140	0,6	3,0	1,6	🟢	🟢
1/4	+	0,2	0,1	🟢	🟢
36/154	0,6	3,2	4,6	🟢	🟢
40/164	0,6	2,8	5,6	🟢	🟢
26/105	0,3	1,8	3,3	🟡	🟢
40/168	0,3	4,8	4,0	🟢	🟢
34/146	0,6	5,0	1,2	Ox 🟡	🟢
38/160	0,6	5,6	1,0	Ox 🟡	🟢
162/680	0,9	2,4	36,2	🟢	🟢
27/93	0,3	1,6	4,2	🟢	🟢
26/110	0,3	1,5	3,8	🟢	🟢
14/58	0,4	0,9	2,3	🟢	🟢
50/208	0,4	2,8	8,4	🟢	🟢
40/166	0,4	2,6	6,0	🟢	🟢
44/182	0,8	5,4	3,4	🟢	🟢
38/160	0,8	3,2	4,4	🟢	🟢
22/94	0,2	1,0	3,9	🟢	🟢
19/80	0,2	1,0	3,1	🟢	🟢
250/1044	13,8	5,0	25,4	🟢	🟡
128/535	7,3	1,0	14,5	🟢	🔴
128/535	7,3	1,0	14,5	🟢	🔴
140/584	0,2	4,0	29,6	🟢	🟢
140/584	0,2	4,0	29,6	🟢	🟢
173/727	0,2	2,9	39,6	🟢	🟢
163/682	0,1	2,7	37,1	🟢	🟢
203/848	7,0	6,4	27,4	🟢	🟢

Obst, Gemüse

Lebensmittel	Harnsäure-gehalt je 100 g (mg/100g)	Portion in g	Harnsäure mg je Port.
Kartoffelpüree, frisch m. Milch und Butter	11	200	22
Kartoffelpüree aus Pulver m. Vollmilch	17	150	25
Kartoffelpüreepulver	94	27	25
Pommes frites	18	120	22
Pilze			
Austernpilze	50	200	100
Champignons, frisch	58	200	116
Champignons, Dose (Gesamtinhalt)	29	200	58
Morcheln	30	100	30
Pfifferlinge	17	200	34
Steinpilze, frisch	92	200	184
Steinpilze, getrocknet	488	25	122
Hülsenfrüchte und -produkte			
Alfalfa-, Luzernensprossen	15	20	3
Bohnen, dicke, frisch	42	150	63
Bohnen, dicke, getrocknet	167	60	100
Bohnen, weiß, getrocknet	180	60	108
Bohnen, weiß, Dose	45	150	68
Erbsen grün, getrocknet	544	60	326
Kichererbsen, getrocknet	356	60	214
Kidneybohnen, frisch, roh	147	60	88
Linsen, getrocknet	198	60	119
Linsenkeime	12	25	3
Mungobohnensprossen	76	150	114
Sojabohnen, getrocknet	356	50	178
Sojafleisch, getrocknet	355	30	107
Sojafleisch, gekocht	50	100	50
Sojamehl, vollfett	380	15	57
Tempeh	110	125	138
Tofu	68	125	85

Energie (kcal/kJ) je Port.	Fett g je Port.	Protein g je Port.	Kohlenhydrate g je Port.	Bewertung Harnsäure	Bewertung Gesundheit
156/656	4,2	5,0	22,8	🟢	🟢
167/701	4,5	6,0	25,7	🟢	🟢
90/379	0,1	1,9	20,3	🟢	🟢
348/1457	17,4	5,0	42,8	🟢	🟡
22/96	0,4	7,0	+	🟡	🟢
44/180	0,6	8,2	1,2	🟡	🟢
40/168	1,0	6,8	1,0	🟢	🟢
15/63	0,3	2,5	0,5	🟢	🟢
30/126	1,0	4,8	0,4	🟢	🟢
54/226	0,8	10,8	1,0	🟢	🟢
41/171	0,8	7,4	1,0	🟡	🟢
6/26	0,1	0,8	0,4	🟢	🟢
126/527	0,8	10,5	18,8	🟢	🟢
185/776	1,2	14,3	29,3	🟡	🟢
143/596	1,0	12,7	20,8	🟡	🟢
98/411	0,6	8,0	14,9	🟢	🟢
172/721	1,0	14,2	25,4	🔴	🟢
195/817	3,8	10,7	28,7	🟡	🟢
151/630	0,8	13,3	21,9	🟢	🟢
162/677	0,9	14,1	24,4	🟡	🟢
30/125	0,1	2,3	4,8	🟢	🟢
36/149	0,5	4,8	2,7	🟢	🟢
170/712	9,2	18,8	3,2	🟢	🟢
75/313	0,7	13,2	4,0	🟡	🟢
83/347	0,7	14,7	4,5	🟢	🟢
54/227	3,1	6,1	0,5	🟢	🟢
190/796	9,6	23,8	2,2	🟡	🟢
106/445	6,0	11,0	2,4	🟢	🟢

Milch, Milchprodukte

Lebensmittel	Harnsäuregehalt je 100 g (mg/100 g)	Portion in g	Harnsäure mg je Port.
Milch und Milchprodukte			
Buttermilch	0	250	0
Crème fraîche, 40 % Fett	0	25	0
Dick-, Sauermilch, mager	0	150	0
Dick-, Sauermilch, 1,5 % Fett	0	150	0
Dick-, Sauermilch, 3,5 % Fett	0	150	0
Dick-, Sauermilch, 10 % Fett	0	150	0
Joghurt, natur, mager	<10	150	<15
Joghurt, natur, 1,5 % Fett	<10	150	<15
Joghurt, natur, 3,5 % Fett	8	150	12
Joghurt, natur, 10 % Fett	<10	150	<15
Joghurt mit Früchten, mager	<10	150	<15
Joghurt mit Früchten, 1,5 % Fett	<10	150	<15
Joghurt mit Früchten, 3,5 % Fett	<10	150	<15
Kefir, 3,5 % Fett	<10	150	<15
Kondensmilch, 4 % Fett	0	15	0
Kondensmilch, 7,5 % Fett	0	15	0
Kondensmilch, 10 % Fett	0	15	0
Kuhmilch, mager	0	200	0
Kuhmilch, halbfett, 1,5 % Fett	0	200	0
Kuhmilch, vollfett, 3,5 % Fett	0	200	0
Milchmischerzeugnis mit Kakao, fettarm	3	200	6
Milchmischerzeugnis mit Kakao, vollfett	3	200	6
Molke	0	200	0
Sauerrahm, 15 % Fett	0	25	0
Saure Sahne, 10 % Fett	0	25	0
Schafmilch	0	200	0
Schlagsahne, Rahm, 30 % Fett	0	20	0
Vollmilch-Joghurt mit Müsli	16	150	24
Ziegenmilch	0	200	0

Energie (kcal/kJ) je Port.	Fett g je Port.	Protein g je Port.	Kohlenhydrate g je Port.	Bewertung	
				Harnsäure	Gesundheit
88/360	1,3	8,8	10,0	🟢	🟢
95/396	10,0	0,5	0,6	🟢	🟡
51/215	0,2	5,1	6,3	🟢	🟢
69/290	2,3	5,1	6,2	🟢	🟢
96/399	5,3	5,0	6,0	🟢	🟡
177/744	15,0	4,7	5,6	🟢	🟡
48/200	0,2	5,3	6,3	🟢	🟢
66/273	2,3	5,1	6,2	🟢	🟢
92/381	5,3	5,0	6,0	🟢	🟢
180/753	15,0	4,8	5,6	🟢	🟡
114/476	0,2	5,6	21,3	🟢	🟢
118/494	2,0	4,5	20,4	🟢	🟢
141/587	4,7	4,4	20,3	🟢	🟢
92/381	5,3	5,0	6,0	🟢	🟢
19/80	0,6	1,4	2,0	🟢	🟡
20/83	1,1	1,0	1,4	🟢	🟡
26/111	1,5	1,3	1,9	🟢	🟡
70/288	0,2	7,0	9,8	🟢	🟢
94/390	3,0	6,8	9,8	🟢	🟢
128/534	7,0	6,6	9,6	🟢	🟢
236/988	4,2	6,8	42,0	🟢	🟡
262/1094	7,2	6,8	41,8	🟢	🟡
48/200	0,4	1,6	9,4	🟢	🟢
40/167	3,8	0,8	0,8	🟢	🟡
29/123	2,5	0,8	0,9	🟢	🟡
194/810	12,6	10,6	9,4	🟢	🟢
62/258	6,3	0,5	0,7	🟢	🟡
189/789	6,2	6,3	25,8	🟢	🟢
138/578	7,8	7,4	9,6	🟢	🟢

Milch, Milchprodukte

Lebensmittel	Harnsäure-gehalt je 100 g (mg/100g)	Portion in g	Harnsäure mg je Port.
Käse			
Appenzeller, 50% F.i.Tr.	10	30	3
Bel Paese, 50% F.i.Tr.	19	30	6
Bierkäse, 15% F.i.Tr.	25	30	8
Blauschimmelkäse, 50% F.i.Tr.	10	30	3
Brie, 50% F.i.Tr.	7	30	2
Camembert, 45% F.i.Tr.	30	30	9
Chester, 50% F.i.Tr.	7	30	2
Edamer, 40% F.i.Tr.	7	30	2
Emmentaler, 45% F.i.Tr.	8	30	2
Feta, 45% F.i.Tr.	30	50	15
Frischkäse, Doppelrahm-	0	30	0
Gouda, alt, 45% F.i.Tr.	16	30	5
Harzer Käse 10% F.i.Tr.	20	30	6
Limburger, 20% F.i.Tr.	24	30	7
Limburger, 30% F.i.Tr.	23	30	7
Limburger, 45% F.i.Tr.	18	30	5
Limburger, Doppelrahmstufe	11	30	3
Mozzarella	10	125	13
Parmesan, 37% F.i.Tr.	10	15	2
Quark, mager; $1/2$ Becher	0	125	0
Quark, 20% F.i.Tr.; $1/2$ Becher	0	125	0
Quark, 40% F.i.Tr.; $1/2$ Becher	0	125	0
Ricotta, 45% F.i.Tr.	5	50	3
Schmelzkäse, 20% F.i.Tr.; 1 Ecke	29	31	9
Schmelzkäse, 30% F.i.Tr.	24	31	7
Schmelzkäse, 40% F.i.Tr.	22	31	7
Schmelzkäse, 60% F.i.Tr.	13	31	4
Tilsiter, 30% F.i.Tr.	10	30	3
Tilsiter, 45% F.i.Tr.	10	30	3

Energie (kcal/kJ) je Port.	Fett g je Port.	Protein g je Port.	Kohlenhydrate g je Port.	Bewertung	
				Harnsäure	Gesundheit
116/485	9,5	7,6	+	🟢	🟡
112/467	9,1	7,6	+	🟢	🟡
55/230	2,4	8,0	+	🟢	🟢
107/449	8,9	6,9	+	🟢	🟡
104/433	8,4	6,8	+	🟢	🟢
86/358	6,7	6,3	+	🟢	🟢
119/498	9,7	7,6	0,1	🟢	🟡
95/397	7,0	7,8	+	🟢	🟢
119/499	9,4	8,7	+	🟢	🟢
119/496	9,1	8,5	0,3	🟢	🟢
102/427	9,5	3,4	0,8	🟢	🟡
103/430	8,4	6,8	+	🟢	🟢
38/158	0,2	9,0	+	🟢	🟢
55/230	2,6	7,9	+	🟢	🟢
66/275	3,9	7,6	+	🟢	🟢
86/361	6,6	6,8	+	🟢	🟢
112/470	10,2	5,3	+	🟢	🟡
319/1338	24,8	23,3	0,6	🟢	🟢
56/235	3,9	5,3	+	🟢	🟢
90/375	0,4	16,9	4,0	🟢	🟢
136/570	6,4	15,6	3,4	🟢	🟢
200/834	14,3	13,9	3,3	🟢	🟡
82/344	6,5	5,7	0,3	🟢	🟢
58/244	3,1	5,3	2,3	🟢	🟢
65/271	4,3	4,7	1,8	🟢	🟢
84/352	6,1	5,3	2,0	🟢	🟢
99/413	8,4	3,7	2,1	🟢	🟡
81/341	5,2	8,6	+	🟢	🟢
107/449	8,3	7,9	+	🟢	🟢

Fisch, Meerestiere

Lebensmittel	Harnsäuregehalt je 100 g (mg/100 g)	Portion in g	Harnsäure mg je Port.
Fisch – Süßwasserfische			
Aal	65	150	98
Bachsaibling	270	150	405
Felchen, Renke	270	150	405
Flussbarsch	130	150	195
Forelle, mit Haut	311	150	467
Hecht	140	150	210
Karpfen	160	150	240
Lachs	170	150	255
Schleie	80	150	120
Wels	110	150	165
Zander	110	150	165
Seefische			
Brosme, Lumb	170	150	255
Brosme, Lumb, gegart	196	150	294
Flunder	120	150	180
Goldbarsch, Rotbarsch	241	150	362
Heilbutt	178	150	267
Hering, mit Haut	317	150	476
Hering, ohne Haut	178	150	267
Kabeljau	109	150	164
Köhler, Steinköhler	163	150	245
Lengfisch	130	150	195
Makrele, mit Haut	186	150	279
Matjeshering, mit Haut	317	150	476
Matjeshering, ohne Haut	219	150	329
Meeräsche	140	150	210
Meerforelle, Lachsforelle	300	150	450
Pferdemakrele, Stöcker	170	150	255
Pollack	140	150	210

Energie (kcal/kJ) je Port.	Fett g je Port.	Protein g je Port.	Kohlenhydrate g je Port.	Bewertung	
				Harnsäure	Gesundheit
422/1761	36,8	22,5	+	🟢	🟢
144/606	3,2	28,8	+	🔴	🟢
153/638	4,8	27,0	+	🔴	🟢
123/507	1,2	27,6	+	🟡	🟢
153/642	4,1	29,3	+	🔴	🟢
123/513	1,4	27,6	+	🟡	🟢
173/723	7,2	27,0	+	🟡	🟢
303/1268	20,4	29,9	+	🟡	🟢
116/485	1,1	26,6	+	🟡	🟢
243/1017	17,0	23,0	+	🟡	🟢
125/522	1,1	28,8	+	🟡	🟢
123/513	0,8	28,5	+	🟡	🟢
143/599	0,9	33,2	+	🟡	🟢
143/599	4,8	24,8	+	🟡	🟢
158/660	5,4	27,3	+	🔴	🟢
144/600	2,6	30,2	+	🟡	🟢
350/1463	26,7	27,3	+	🔴	🟢
311/1299	22,5	27,0	+	🟡	🟢
114/479	0,9	26,6	+	🟡	🟢
123/516	1,4	27,5	+	🟡	🟢
125/519	0,9	28,5	+	🟡	🟢
273/1145	17,9	28,5	+	🟡	🟢
350/1463	26,7	27,3	+	🔴	🟢
401/1679	33,9	24,0	+	🔴	🟢
176/732	6,5	29,1	+	🟡	🟢
170/711	5,4	30,0	+	🔴	🟢
197/822	8,4	30,2	+	🟡	🟢
113/471	1,2	25,1	+	🟡	🟢

Fisch, Meerestiere

Lebensmittel	Harnsäure-gehalt je 100 g (mg/100 g)	Portion in g	Harnsäure mg je Port.
Rotzunge, Limande	120	150	180
Sardelle	239	150	359
Sardine	345	150	518
Schellfisch, mit Haut	184	150	276
Scholle, mit Haut	174	150	261
Scholle, ohne Haut	140	150	210
Schwarzer Heilbutt	100	150	150
Schwertfisch	140	150	210
Seehecht	120	150	180
Seeteufel	130	150	195
Seewolf, Steinbeißer	110	150	165
Seezunge	131	150	197
Sprotte	440	150	660
Steinbutt	120	150	180
Thunfisch	257	150	386
Sonstige Meerestiere und Algen			
Auster	90	100	90
Flusskrebs	60	100	60
Garnele	147	100	147
Hummer, gegart	120	100	120
Jakobsmuschel	330	100	330
Klaffmuschel, gegart	300	100	300
Krabben, Shrimps	147	100	147
Languste	60	100	60
Miesmuschel	112	100	112
Pilgermuschel	136	100	136
Rotalge, getrocknet	351	20	70
Spirulina, getrocknet	506	20	101
Tintenfisch	110	100	110
Venusmuschel	330	100	330

Energie (kcal/kJ) je Port.	Fett g je Port.	Protein g je Port.	Kohlenhydrate g je Port.	Bewertung	
				Harnsäure	Gesundheit
71/297	0,9	15,5	+	🟡	🟢
153/641	3,5	30,2	+	🔴	🟢
177/741	6,8	29,1	+	🔴	🟢
116/483	0,9	26,9	+	🟡	🟢
129/537	2,9	25,7	+	🟡	🟢
113/473	1,2	25,5	0,0	🟡	🟢
264/1106	20,7	19,8	+	🟡	🟢
174/728	6,0	29,7	+	🟡	🟢
138/579	3,8	25,8	+	🟡	🟢
111/465	2,3	22,4	+	🟡	🟢
132/555	3,0	26,3	+	🟡	🟢
125/519	2,1	26,3	+	🟡	🟢
321/1347	24,9	25,1	+	🔴	🟢
123/516	2,6	25,1	+	🟡	🟢
339/1415	23,3	32,3	+	🔴	🟢
66/276	1,2	9,0	4,8	🟢	🟢
90/377	1,1	18,7	1,2	🟢	🟢
87/364	1,4	18,6	+	🟡	🟢
88/369	1,9	18,1	+	🟡	🟢
77/322	0,9	11,1	5,9	🔴	🟢
65/271	1,3	10,5	2,6	🔴	🟢
91/382	1,4	18,6	0,7	🟡	🟢
102/428	1,5	20,3	1,3	🟢	🟢
68/285	2,0	10,2	2,4	🟡	🟢
63/264	0,1	15,6	2,4	🟡	🟢
64/267	0,4	8,2	6,5	🟢	🟢
73/307	0,8	12,0	4,0	🟡	🟢
81/340	1,0	15,8	2,0	🟡	🟢
77/322	0,9	11,1	5,9	🔴	🟢

Fisch, Meerestiere

Lebensmittel	Harnsäuregehalt je 100 g (mg/100 g)	Portion in g	Harnsäure mg je Port.
Fischwaren			
Aal, geräuchert	78	75	59
Bismarckhering	180	65	117
Brathering; 1 kleiner	300	100	300
Bückling ohne Haut	146	125	183
Kaviar, echt (»russischer«)	144	5	7
Kaviarersatz (»deutscher«)	18	5	1
Makrele, geräuchert	153	75	115
Matjes; 1 Filet	210	70	147
Ölsardinen, mit Haut; 1 Filet	350	60	210
Schillerlocke	65	150	98
Sprotte, geräuchert	804	75	603
Stockfisch (getrockneter Kabeljau)	478	100	478
Thunfisch in Öl (ganzer Doseninhalt)	290	60	174

Energie (kcal/kJ) je Port.	Fett g je Port.	Protein g je Port.	Kohlenhydrate g je Port.	Bewertung	
				Harnsäure	Gesundheit
247/1933	21,5	19,6	+	🟢	🟡
137/571	10,4	10,7	+	🟡	🟢
204/854	15,2	16,8	+	🔴	🟢
280/1173	19,4	26,5	+	🟡	🟢
12/51	0,8	1,3	+	🟢	🟡
6/24	0,3	0,7	+	🟢	🟡
167/698	11,6	15,5	+	🟡	🟢
187/783	15,8	11,2	+	🟡	🟢
133/556	8,3	7,2	+	🟡	🟢
453/1896	36,2	32,0	+	🟢	🟡
182/763	13,8	14,6	+	🔴	🟢
340/1423	2,5	79,2	+	🔴	🟡
170/711	12,5	14,3	+	🟡	🟢

Geflügel, Fleisch, Fleischwaren, Eier

Lebensmittel	Harnsäure-gehalt je 100 g (mg/100 g)	Portion in g	Harnsäure mg je Port.
Geflügel			
Brathähnchen, durchschnittlich	115	100	115
Entenfleisch, durchschnittlich	138	100	138
Entenleber	250	100	250
Gänsefleisch, mit Haut	170	100	170
Gänsefleisch, ohne Haut	120	100	120
Hähnchenbrust, mit Haut	175	100	175
Hähnchenbrustfilet, ohne Haut	120	100	120
Hähnchenflügel	160	100	160
Hähnchenherz	135	100	135
Hähnchenkeule, mit Haut, o. Knochen	162	100	162
Hähnchenleber	243	100	243
Putenbrust, ohne Haut	120	100	120
Putenkeule, ohne Haut und Knochen	120	100	120
Suppenhuhn, durchschnittlich	159	100	159
Kalbfleisch			
Bug, Schulter, mager	140	100	140
Filet	164	100	164
Hackfleisch	142	100	142
Hals, Nacken, mit Knochen	150	100	150
Haxe	150	100	150
Keule, Schlegel, mittelfett	150	100	150
Muskelfleisch	172	100	172
Rückenkotelett, mit Knochen	140	100	140
Rindfleisch			
Brust	90	100	90
Bug, Schulter	110	100	110
Filet	154	100	154
Fleischextrakt (Bovril); 1 TL	1680	5	84
Gulasch, mittelfett	105	100	105

Energie (kcal/kJ) je Port.	Fett g je Port.	Protein g je Port.	Kohlenhydrate g je Port.	Bewertung Harnsäure	Bewertung Gesundheit
166/695	9,6	19,9	+	🟡	🟢
227/951	17,2	18,1	+	🟡	🟡
131/457	4,6	18,7	3,5	🟡	🟢
338/1414	31,0	15,7	0,0	🟡	🔴
155/651	7,1	22,8	0,0	🟡	🟢
145/605	6,2	22,2	+	🟡	🟢
102/426	0,7	23,6	+	🟡	🟢
208/872	16,0	16,5	+	🟡	🟢
125/523	5,8	17,3	0,7	🟡	🟢
174/726	11,2	18,2	+	🟡	🟡
136/567	4,7	19,1	5,0	🟡	🟢
107/448	1,0	24,1	+	🟡	🟢
114/479	3,6	20,5	+	🟡	🟢
257/1074	20,3	18,5	+	🟡	🔴
107/447	2,6	20,9	+	🟡	🟢
95/397	1,4	20,6	+	🟡	🟢
148/621	7,7	19,7	+	🟡	🟢
109/456	2,7	21,2	+	🟡	🟢
100/418	1,8	21,0	+	🟡	🟢
115/481	3,6	20,7	+	🟡	🟢
92/385	0,8	21,3	+	🟡	🟢
107/448	2,6	20,9	+	🟡	🟢
200/837	14,0	18,6	+	🟢	🟡
129/540	5,3	20,2	+	🟡	🟢
121/505	4,0	21,2	+	🟡	🟢
9/36	+	1,9	0,1	🟢	🟡
155/651	8,6	19,6	+	🟡	🟡

Geflügel, Fleisch, Fleischwaren, Eier

Lebensmittel	Harnsäure-gehalt je 100 g (mg/100 g)	Portion in g	Harnsäure mg je Port.
Hackfleisch	108	100	108
Hackfleisch, gemischt (Rind, Schwein)	116	100	116
Hochrippe, Rostbraten	120	100	120
Hüfte	120	100	120
Kamm, Hals	120	100	120
Keule, Schlegel, mittelfett	150	100	150
Muskelfleisch	133	100	133
Roastbeef	110	100	110
Roulade, mager	120	100	120
Tatar	130	100	130
Schweinefleisch			
Bauch	100	100	100
Braten, mager	182	100	182
Bug mit Schwarte, Blatt, Schulter	150	100	150
Eisbein, Hinterhaxe	120	100	120
Filet	152	100	152
Hackfleisch	129	100	129
Kamm	140	100	140
Kasseler Rippenspeer, roh, geräuchert	119	100	119
Kotelett	145	100	145
Muskelfleisch	166	100	166
Schulter	167	100	167
Sonstige Fleischsorten, Wild			
Hammelbraten	129	100	129
Hase, durchschnittlich	105	100	105
Hirsch	110	100	110
Kaninchen, durchschnittlich	132	100	132
Lammfilet, Schaffilet	150	100	150
Lammkotelett, Schafkotelett	179	100	179
Lammmuskelfleisch	182	100	182

Energie (kcal/kJ) je Port.	Fett g je Port.	Protein g je Port.	Kohlenhydrate g je Port.	Bewertung	
				Harnsäure	Gesundheit
202/846	13,6	19,7	0,5	🟡	🟡
221/926	16,2	18,9	0,3	🟡	🟡
155/649	8,1	20,6	+	🟡	🟢
107/448	2,4	21,5	+	🟡	🟢
150/628	8,1	19,3	+	🟡	🟢
115/481	3,6	20,7	+	🟡	🟢
102/428	1,9	21,3	0,1	🟡	🟢
130/544	4,5	22,5	+	🟡	🟢
121/507	4,3	20,6	+	🟡	🟢
113/475	3,0	21,4	+	🟡	🟢
261/1092	21,1	17,8	+	🟡	🔴
161/672	8,8	20,4	+	🟡	🟢
218/912	16,5	17,5	+	🟡	🟡
186/777	12,2	19,0	+	🟡	🟡
104/435	2,0	21,5	+	🟡	🟢
250/1045	20,1	17,8	+	🟡	🔴
197/824	13,8	18,3	+	🟡	🟡
147/617	8,3	17,4	0,9	🟡	🟢
133/556	5,2	21,6	+	🟡	🟢
105/439	1,9	22,0	+	🟡	🟢
217/908	16,5	17,0	+	🟡	🟡
287/1201	25,0	15,6	+	🟡	🟡
113/474	3,0	21,6	+	🟡	🟢
113/473	3,3	20,6	+	🟡	🟢
152/634	7,6	20,8	+	🟡	🟢
113/473	3,4	20,4	+	🟡	🟢
212/887	15,6	18,3	+	🟡	🟡
117/487	3,7	20,8	+	🟡	🟢

Geflügel, Fleisch, Fleischwaren, Eier

Lebensmittel	Harnsäure-gehalt je 100 g (mg/100 g)	Portion in g	Harnsäure mg je Port.
Pferdefleisch, durchschnittlich	200	100	200
Reh, Keule	138	100	138
Reh, Rücken	105	100	105
Schafgulasch, mittelfett	130	100	130
Ziegenfleisch	130	100	130
Innereien			
Hammelherz	241	100	241
Hammelmilz	773	100	773
Kalbsbries	918	100	918
Kalbsherz	180	100	180
Kalbshirn	92	100	92
Kalbsleber	460	100	460
Kalbslunge	147	100	147
Kalbsmilz	343	100	343
Kalbsniere	218	100	218
Rinderherz	256	100	256
Rinderhirn	75	100	75
Rinderleber	554	100	554
Rinderlunge	399	100	399
Rindermilz	444	100	444
Rinderniere	269	100	269
Rinderzunge, roh	160	100	160
Schweineherz	530	100	530
Schweinehirn	83	100	83
Schweineleber, roh	515	100	515
Schweinelunge, roh	434	100	434
Schweinemilz, roh	516	100	516
Schweinemilz, gegart	488	100	488
Schweineniere	253	100	253
Schweinezunge	136	100	136

Energie (kcal/kJ) je Port.	Fett g je Port.	Protein g je Port.	Kohlenhydrate g je Port.	Bewertung	
				Harnsäure	Gesundheit
108/448	2,7	20,6	0,4	🟡	🟢
97/407	1,3	21,4	+	🟡	🟢
122/510	3,6	22,4	+	🟡	🟢
222/929	17,2	17,2	+	🟡	🟡
149/624	7,9	19,5	+	🟡	🟡
158/661	10,0	16,8	0,2	🟡	🟡
108/452	4,0	18,0	0,0	🔴	🟡
99/416	3,4	17,2	+	🔴	🟡
114/475	5,1	15,9	1,0	🟡	🟢
111/464	7,6	10,1	0,5	🟡	🟡
130/543	4,1	19,2	4,1	🟢	🟡
90/376	2,2	17,5	+	🟢	🟡
100/418	3,0	18,2	0,0	🟢	🟡
128/534	6,4	16,7	0,8	🟢	🟡
124/517	6,0	16,8	0,6	🟢	🟡
130/542	9,6	10,4	0,4	🟢	🟡
130/544	3,4	19,5	5,3	🔴	🟡
99/412	2,9	18,1	+	🔴	🟡
100/419	2,9	18,5	+	🔴	🟡
116/485	5,1	16,6	0,9	🟡	🟡
209/873	15,9	16,0	0,4	🟡	🟡
91/381	2,6	16,9	1,6	🔴	🟢
122/511	9,0	9,7	0,8	🟢	🟡
124/519	4,9	20,4	0,5	🔴	🟡
114/477	6,7	13,5	+	🔴	🟡
102/427	3,6	17,2	0,0	🔴	🟡
113/473	3,7	19,9	0,0	🔴	🟡
96/402	3,8	16,0	0,8	🟡	🟡
198/829	15,7	13,7	0,5	🟡	🟡

Geflügel, Fleisch, Fleischwaren, Eier

Lebensmittel	Harnsäuregehalt je 100 g (mg/100g)	Portion in g	Harnsäure mg je Port.
Wurstwaren			
Bierschinken	85	30	26
Blutwurst, Rotwurst	55	150	83
Bockwurst	110	115	127
Bratwurst, Kalb	91	100	91
Bratwurst, Schwein	101	100	101
Cervelatwurst	133	30	40
Corned Beef	57	100	57
Fleischwurst	78	30	23
Frankfurter Würstchen	89	50	45
Frühstücksfleisch	70	50	35
Gänseleberpastete mit Trüffeln	232	30	70
Jagdwurst	112	30	34
Lachsschinken	184	30	55
Landjäger Wurst	77	40	31
Leberkäse	73	100	73
Leberrolle	195	30	59
Leberwurst, fein, Kalb	155	30	47
Leberwurst, grob	165	30	50
Mettwurst, Braunschweiger	74	30	22
Mortadella	96	30	29
Mosaikroulade	104	30	31
Salami, deutsche	104	30	31
Schinken, gekocht, durchwachsen	108	30	32
Schinken, gekocht, mager	131	30	39
Schinken, roh, mager	168	30	50
Schinkenspeck, roh, durchwachsen	127	30	38
Schweinebauch, geräuchert	127	30	38
Speck, durchwachsen	10	30	3
Sülzwurst	158	30	47

Energie (kcal/kJ) je Port.	Fett g je Port.	Protein g je Port.	Kohlenhydrate g je Port.	Bewertung Harnsäure	Bewertung Gesundheit
52/217	3,4	5,3	+	🟢	🟢
464/1919	44,0	18,2	0,9	🟡	🔴
319/1333	29,1	14,1	0,3	🟡	🔴
298/1114	28,8	9,8	0,3	🟡	🔴
305/1260	28,8	11,5	0,3	🟡	🔴
118/495	10,4	6,1	0,1	🟡	🔴
141/591	6,0	21,7	0,0	🟡	🔴
85/350	7,8	3,6	+	🟡	🔴
135/557	12,2	6,2	0,1	🟡	🔴
144/595	12,7	7,4	0,8	🟡	🔴
76/316	5,4	6,0	0,9	🟡	🟡
63/263	4,9	4,9	0,1	🟢	🟢
35/146	1,3	5,5	0,3	🟡	🟢
182/764	17,8	6,1	0,2	🟢	🔴
297/1243	27,5	12,4	0,2	🟡	🔴
72/298	5,9	4,4	0,3	🟡	🟡
95/398	8,2	5,0	0,5	🟢	🔴
326/1351	29,2	15,9	0,1	🟡	🔴
117/484	11,2	4,2	0,1	🟢	🔴
104/427	9,8	3,7	0,1	🟢	🔴
78/328	6,6	4,8	0,1	🟢	🔴
115/481	9,9	6,3	0,1	🟢	🔴
51/212	3,4	5,0	+	🟢	🟢
38/157	1,1	6,8	0,3	🟢	🟢
46/191	2,3	6,2	+	🟡	🟢
96/402	8,7	4,8	+	🟢	🔴
112/461	10,0	5,4	0,3	🟢	🔴
186/780	19,5	2,7	0,0	🟢	🔴
51/214	2,5	9,5	0,1	🟢	🟢

Geflügel, Fleisch, Fleischwaren, Eier

Lebensmittel	Harnsäure-gehalt je 100 g (mg/100 g)	Portion in g	Harnsäure mg je Port.
Teewurst, Rügenwälder	122	30	37
Weißwurst	73	80	58
Westfälische Mettwurst, luftgetr.	134	100	134
Wiener Würstchen	78	50	39
Fettreduzierte Wurstwaren			
Jagdwurst, fettreduziert	121	30	36
Leberwurst, fettreduziert	154	30	46
Lyoner, fettreduziert	146	30	44
Mortadella, fettreduziert	136	30	41
Thüringer Rotwurst, fettreduziert	165	30	50
Würstchen, fettreduziert	105	50	53
Eier			
Hühnerei, Vollei	16	58	9
Hühnereigelb, frisch	45	19	9
Hühnereiweiß	0	39	0

Energie (kcal/kJ) je Port.	Fett g je Port.	Protein g je Port.	Kohlenhydrate g je Port.	Bewertung	
				Harnsäure	Gesundheit
89/371	7,5	5,4	0,1	🟢	🔴
215/889	19,8	9,3	0,2	🟢	🔴
335/1401	28,7	19,9	0,2	🟡	🔴
144/603	13,2	6,2	0,1	🟢	🔴
62/257	4,6	5,2	+	🟢	🟡
81/341	6,7	5,0	0,5	🟢	🟡
66/275	5,5	4,2	0,1	🟢	🟡
52/218	2,9	6,3	0,1	🟢	🟡
52/218	3,1	6,1	0,1	🟢	🟡
126/528	10,6	7,9	0,1	🟢	🟡
90/378	6,6	7,4	1,0	🟢	🟡
67/280	6,1	3,1	+	🟢	🟡
20/81	0,1	4,3	0,3	🟢	🟢

Fette, Öle, Samen, Nüsse

Lebensmittel	Harnsäure-gehalt je 100 g (mg/100 g)	Portion in g	Harnsäure mg je Port.
Speisefette, tierisch			
Butter	0	20	0
Butter, halbfett	0	20	0
Gänseschmalz	0	20	0
Schweineschmalz	0	20	0
Pflanzenfette und -öle			
Halbfettmargarine	0	20	0
Kokosfett; 1 EL	0	10	0
Leinöl; 1 EL	0	10	0
Maiskeimöl; 1 EL	0	10	0
Margarine	0	20	0
Olivenöl; 1 EL	0	10	0
Rapsöl; 1 EL	0	10	0
Sojaöl; 1 EL	0	10	0
Walnussöl; 1 EL	0	10	0
Weizenkeimöl; 1 EL	0	10	0
Nüsse und Ölsaaten			
Baumwollsaat	200	15	30
Bucheckern	70	15	11
Erdnüsse	70	25	19
Erdnussbutter, Erdnussmus	70	20	14
Haselnüsse	42	25	11
Leinsamen	105	15	16
Mandeln	41	25	10
Mohnsamen	170	15	26
Paranüsse	23	25	6
Sesamsamen	88	15	13
Sonnenblumenkerne	157	25	39
Walnüsse	26	25	7

Energie (kcal/kJ) je Port.	Fett g je Port.	Protein g je Port.	Kohlenhydrate g je Port.	Bewertung Harnsäure	Bewertung Gesundheit
151/631	16,6	0,1	0,1	🟢	🟡
73/304	7,8	0,6	0,1	🟢	🟡
177/740	19,9	0,0	0,0	🟢	🔴
176/738	19,9	+	0,0	🟢	🔴
74/308	8,0	0,3	0,1	🟢	🟢
88/368	9,0	0,1	0,0	🟢	🟢
90/375	10,0	0,0	0,0	🟢	🟢
90/376	10,0	0,0	0,0	🟢	🟢
144/605	16,0	+	0,1	🟢	🟡
90/375	10,0	0,0	+	🟢	🟢
90/377	10,0	0,0	0,0	🟢	🟢
90/376	10,0	0,0	0,0	🟢	🟢
90/375	10,0	0,0	0,0	🟢	🟢
90/377	10,0	0,0	0,0	🟢	🟢
56/235	2,9	3,3	4,2	🟢	🟢
88/369	7,5	0,9	4,5	🟢	🟢
143/596	12,0	6,5	2,1	🟢	🟢
119/500	10,0	5,2	2,4	🟢	🟢
162/676	15,3	3,3	2,9	🟢	🟢
59/247	4,6	4,3	0,9	🟢	🟢
144/603	13,5	4,8	0,9	🟢	🟢
74/309	6,3	3,6	0,6	🟢	🟢
168/705	16,8	3,5	0,9	🟢	🟢
86/360	7,5	3,1	1,5	🟢	🟢
149/624	12,3	6,6	3,1	🟢	🟢
167/697	16,0	3,8	3,0	🟢	🟢

Extras, Spezialitäten, Fertiggerichte

Lebensmittel	Harnsäure-gehalt je 100 g (mg/100g)	Portion in g/ml	Harnsäure mg je Port.
Süßwaren			
Dragees	14	10	1
Erdnüsse, dragiert	56	10	6
Erdnusskrokant	14	20	3
Fruchtgummi	36	15	5
Haselnusskrokant	8	20	2
Kakaopulver, schwach entölt	71	10	7
Kakaopulver, stark entölt	83	10	8
Kandierter Ingwer	5	25	1
Kandierte Orange	7	25	2
Kaugummi, zuckerhaltig; 1 Stk.	0	3,3	0
Lakritze	20	20	4
Mandeln, dragiert	32	10	3
Marzipan	54	15	8
Müsliriegel	95	25	24
Nugat, Rohmasse	27	15	4
Nüsse, dragiert	32	10	3
Ovomaltine	67	20	13
Schaumzuckerwaren	0	15	0
Schokolade, Vollmilch; 1 Riegel	60	17	10
Schokolade, weiß; 1 Riegel	0	17	0
Schokolade, zartbitter; 1 Riegel	73	17	12
Sesamkrokant	16	20	3
Weinbrandbohne; 1 Stk.	5	8	<1
Alkoholfreie Getränke			
Apfelsaft	16	200 ml	32
Bohnenkaffee	4	125	5
Bohnenkaffee, Pulver	101	7	7
Cola	13	200 ml	26
Fruchtlimonade, durchschnittlich	0	200 ml	0

Energie (kcal/kJ) je Port.	Fett g je Port.	Protein g je Port.	Kohlenhydrate g je Port.	Bewertung	
				Harnsäure	Gesundheit
37/156	0,5	0,4	7,7	🟢	🔴
53/222	3,9	2,0	2,7	🟢	🟡
87/365	1,9	1,0	16,3	🟢	🔴
28/118	0,0	0,2	6,8	🟢	🔴
90/378	2,5	0,5	16,4	🟢	🔴
34/143	2,5	2,0	1,1	Ox 🟢	🟡
25/106	1,2	2,3	1,3	Ox 🟢	🟡
65/273	0,1	0,1	15,7	🟢	🔴
65/271	+	0,1	15,7	🟢	🔴
10/42	0,0	0,0	2,6	🟢	🔴
75/314	0,2	0,9	17,2	🟢	🔴
54/225	4,3	1,5	2,3	🟢	🟡
74/309	3,8	1,2	8,9	🟢	🟡
98/408	2,4	1,9	16,9	🟢	🔴
77/321	4,9	1,2	6,9	🟢	🔴
59/247	4,9	1,0	2,8	🟢	🟡
72/319	0,5	2,9	14,0	🟢	🟡
50/209	0,0	0,3	12,0	🟢	🔴
90/378	5,1	1,6	9,5	🟢	🔴
92/386	5,1	0,9	10,6	🟢	🔴
84/353	5,6	1,2	7,4	🟢	🔴
87/365	2,0	0,7	16,4	🟢	🔴
31/130	0,5	0,1	5,5	🟢	🔴
114/416	‹0,2	0,2	23,4	🟢	🟢
3/11	0,0	0,3	0,4	🟢	🟡
12/51	0,9	0,7	0,1	🟢	🟡
84/360	0,0	0,0	21,2	🟢	🔴
84/348	0,0	0,0	20,0	🟢	🔴

Extras, Spezialitäten, Fertiggerichte

Lebensmittel	Harnsäuregehalt je 100 g (mg/100g)	Portion in g/ml	Harnsäure mg je Port.
Grapefruitsaft	15	200 ml	30
Instantkaffee, Pulver	244	4	10
Johannisbeerfruchtnektar	3	200 ml	6
Koffeinfreier Kaffee, Pulver	99	7	7
Mangosaft	16	200 ml	32
Maracujasaft	16	200 ml	32
Mate-Tee (Getränk); etwa 20 g/l	4	150 ml	6
Mate-Tee, Teeblätter	328	3	10
Mehrfruchtnektar mit Süßstoff	9	200 ml	18
Möhrensaft	5	200 ml	10
Orangensaft	21	200 ml	42
Schwarztee; 100 ml	2	150 ml	3
Schwarztee, Teeblätter; 100 g	328	3	9
Tomatensaft	5	200 ml	10
Traubensaft	21	200 ml	42
Alkoholische Getränke			
Cinzano bianco	16	50 ml	8
Eierlikör	68	20 ml	14
Glühwein	0	200 ml	0
Klarer, Schnaps	0	20 ml	0
Most	0	150 ml	0
Pils	11	300 ml	33
Sekt, trocken	0	100 ml	0
Sherry, trocken	26	50 ml	13
Starkbier	13	300 ml	39
Vollbier, hell, Altbier	13	300 ml	39
Wein, rot, mittelschwer	0	125 ml	0
Wein, weiß, trocken	0	125 ml	0
Weizenbier, Weißbier, obergärig	15	300 ml	45
Weizenbier, Weißbier), alkoholfrei	56	300 ml	168

Energie (kcal/kJ) je Port.	Fett g je Port.	Protein g je Port.	Kohlenhydrate g je Port.	Bewertung Harnsäure	Bewertung Gesundheit
72/304	0,2	1,2	14,4	🟢	🟢
14/57	+	0,6	2,5	🟢	🟡
126/460	‹0,2	0,8	25,4	🟢	🟡
12/51	0,9	0,7	0,1	🟢	🟡
120/503	0,7	1,1	26,2	🟢	🟡
160/668	0,6	4,4	27,4	🟢	🟢
‹1/3	+	0,2	+	🟢	🟡
5/20	0,2	0,8	+	🟢	🟡
62/260	0,2	1,4	11,4	🟢	🟢
44/184	+	1,2	9,6	🟢	🟢
92/384	0,4	1,4	18,8	🟢	🟡
‹1/3	+	0,2	+	🟢	🟡
5/20	0,2	0,8	+	🟢	🟡
34/144	0,2	1,6	5,8	🟢	🟢
136/572	‹0,2	0,4	33,2	🟢	🟢
63/264	0,0	0,1	5,0	* 🟡	🔴
57/238	1,4	0,8	5,6	* 🟡	🔴
210/876	+	0,3	29,5	🟢	🔴
37/155	0,0	0,0	0,0	* 🟡	🔴
65/269	0,0	+	1,5	🟢	🟢
126/531	0,0	1,5	9,3	* 🟡	🟡
79/330	0,0	0,1	3,5	* 🟡	🟡
59/245	0,0	0,1	0,7	* 🟡	🔴
180/750	0,0	2,1	13,8	* 🟡	🟡
123/519	0,0	1,5	10,5	* 🟡	🟡
83/346	0,0	0,3	3,0	* 🟡	🟡
90/378	0,0	0,3	0,1	* 🟡	🟡
129/537	0,0	0,9	9,0	* 🟡	🟡
78/321	0,0	1,2	16,2	* 🟡	🟡

Extras, Spezialitäten, Fertiggerichte

Lebensmittel	Harnsäuregehalt je 100 g (mg/100 g)	Portion in g	Harnsäure mg je Port.
Gewürze, Marinaden			
Apfelessig; 1 EL	0	15	0
Chili, Cayennepfeffer; 1 TL	149	5	7
Fleischextrakt (Bovril); 1 TL	1680	5	84
Ingwerpulver; 1 TL	101	5	5
Maggi; 1 TL	139	5	7
Meerrettich, frisch	30	10	3
Miso aus Sojabohnen	60	20	12
Paprikapulver, edelsüß; 1 TL	180	5	9
Senf, extra scharf	29	10	3
Senf, mittelscharf	29	10	3
Sojasauce	41	15	6
Suppenwürze	139	5	7
Tahini, aus rohem Sesam	80	20	16
Tomatenketchup	78	20	16
Weinessig; 1 EL	0	15	0
Worcestersauce	65	5	3
Zucker; 1 EL	0	15	0
Saucen, Dressings			
Currysauce	12	60	7
Essig-Kräuter-Dressing	3	30	1
Holländische Sauce	5	60	3
Joghurt-Salatsauce	3	60	2
Mayonnaise, 50 % Fett	12	25	3
Pilzsauce mit Sahne	15	60	9
Provenzalische Sauce (mit Tomaten)	12	60	7
Remoulade, 65 % Fett	12	25	3
Sahnedressing	4	60	2
Sauce Béarnaise	4	60	2
Tomatensauce italienisch	5	100	5

Energie (kcal/kJ) je Port.	Fett g je Port.	Protein g je Port.	Kohlenhydrate g je Port.	Bewertung Harnsäure	Bewertung Gesundheit
5/22	0,0	+	0,7	🟢	🟢
16/69	0,9	0,6	1,6	🟢	🟢
9/36	+	1,9	0,1	🟡	🟡
15/64	0,2	0,4	3,0	🟢	🟢
11/47	0,4	1,3	0,8	🟢	🟢
6/27	+	0,3	1,2	🟢	🟢
47/196	2,2	3,8	2,9	🟢	🟢
16/66	0,7	0,7	1,7	🟢	🟢
8/32	0,4	0,6	0,4	🟢	🟢
9/36	0,4	0,6	0,6	🟢	🟢
11/44	0,0	1,3	1,2	🟢	🟢
11/47	0,4	1,3	0,8	🟢	🔴
117/488	9,6	3,6	4,2	🟢	🟢
22/92	0,1	0,4	4,8	🟢	🔴
3/12	0,0	+	0,1	🟢	🟢
8/32	0,1	0,2	1,3	🟢	🔴
60/252	0,0	0,0	15,0	🟢	🔴
88/367	7,1	1,1	4,8	🟢	🟡
159/667	17,6	0,2	0,5	🟢	🟡
315/1320	33,5	1,8	2,5	🟢	🔴
82/341	6,4	1,7	3,8	🟢	🟡
121/505	13,0	0,1	1,3	🟢	🔴
43/182	3,1	1,4	26,1	🟢	🟡
118/493	11,7	0,8	2,6	🟢	🟡
160/671	16,3	0,3	3,8	🟢	🔴
88/369	7,5	1,6	1,4	🟢	🔴
279/1168	30,0	2,3	0,9	🟢	🔴
50/208	3,2	0,8	4,4	🟢	🟢

Extras, Spezialitäten, Fertiggerichte

Lebensmittel	Harnsäuregehalt je 100 g (mg/100 g)	Portion in g/ml	Harnsäure mg je Port.
Suppen und Eintöpfe			
Blumenkohlcremesuppe	7	250	18
Bouillabaisse	68	250	170
Champignoncremesuppe	18	250	44
Chinesische Suppe, scharf	64	250	160
Erbsensuppe, püriert, »Purée St. Germain«	62	250	155
Erbsensuppe mit Speck	36	300	108
Fleischbrühe, Würfel (n. Packungsangabe)	4	150 ml	6
Fleischbrühe, klar	37	150 ml	56
Geflügelbrühe	47	150 ml	71
Gemüsebrühe	11	150 ml	17
Gulaschsuppe	28	250	70
Kartoffelsuppe mit Gemüse	11	250	28
Kartoffelsuppe mit Wurst	23	250	58
Kraftbrühe mit Eierstich	25	150 ml	38
Kürbiscremesuppe	4	250	10
Leberspätzlesuppe	35	250	88
Linseneintopf mit Frankfurter Würstchen	65	300	195
Pfannkuchensuppe	5	250	13
Spargelcremesuppe	13	250	33
Suppe, klar, mit Gemüseeinlage	13	250	33
Suppenwürfel für Fleischbrühe; 1 Stk.	139	7,5	10
Tomatencremesuppe	10	250	25
Tomatensuppe	6	250	15
Zwiebelsuppe, französische	28	250	70
Bekannte Gerichte			
Backkartoffel mit Kräuterquark; 1 Stk.	17	250/50	51
Boeuf Stroganoff; 125 g Fleischanteil	100	250	250
Cordon bleu, Schwein	140	230	322
Eierpfannkuchen mit Speck	26	250	65

Energie (kcal/kJ) je Port.	Fett g je Port.	Protein g je Port.	Kohlenhydrate g je Port.	Bewertung Harnsäure	Bewertung Gesundheit
130/543	7,8	6,5	8,3	🟢	🟢
208/865	10,5	24,0	3,5	🟡	🟢
112/469	7,6	5,8	4,6	🟢	🟢
195/813	7,8	21,0	9,8	🟡	🟢
210/878	10,8	11,0	16,8	🟡	🟡
258/1074	9,3	15,3	27,0	🟡	🟡
7/28	0,2	0,8	0,5	🟢	🟢
74/308	3,9	8,3	1,2	🟡	🟢
86/359	5,1	9,2	0,8	🟡	🟢
33/141	2,6	0,9	1,7	🟢	🟢
163/680	10,0	12,0	6,3	🟡	🔴
143/593	5,0	5,0	18,5	🟢	🟢
215/905	11,8	9,3	17,8	🟢	🟡
107/449	7,2	9,8	1,0	🟢	🟢
203/853	11,8	7,0	17,3	🟢	🟢
160/670	7,5	13,8	9,3	🔴	🟢
354/1476	14,1	25,5	30,3	🟡	🟡
168/705	9,0	6,8	15,0	🟢	🟢
210/883	13,3	10,0	12,8	🟢	🟢
120/503	5,8	6,0	11,3	🟢	🟢
11/47	0,3	1,3	0,8	🟢	🟢
188/785	12,0	6,3	13,5	🟢	🟢
73/303	4,0	2,0	6,8	🟢	🟢
195/820	11,0	13,5	10,5	🟡	🟡
252/1050	5,8	9,9	36,6	🟢	🟢
338/1414	20,0	33,5	7,0	🟡	🔴
517/2163	25,0	56,0	17,0	🔴	🔴
553/2315	32,3	22,0	43,5	🟢	🔴

Extras, Spezialitäten, Fertiggerichte

Lebensmittel	Harnsäuregehalt je 100 g (mg/100 g)	Portion in g/ml	Harnsäure mg je Port.
Fischstäbchen; 6 Stk.	109	150	164
Forelle blau	336	180	605
Forelle »Müllerin Art«	296	190	562
Frikadelle	106	150	159
Kalbsgeschnetzeltes »Züricher Art«	79	200	158
Karpfen blau	182	200	364
Königsberger Klops mit Kapernsauce	48	150	72
Matjeshering »Hausfrauen Art«	118	250	295
Omelett mit Kräutern aus 2 Eiern	7	180	13
Rinderfilet »Wellington«	112	300	336
Rinderroulade mit Sauce	63	250	158
Rindfleisch gek., m. Sahnemeerrettich	88	250	220
Rumpsteak, gegrillt	155	200	310
Sauerbraten, rheinisch, mit Sauce	77	250	193
Schweinebraten	220	170	374
Schweineschnitzel, paniert, gebraten	133	170	226
Semmelknödel; 1 Stk.	18	150	27
Szegediner Gulasch	61	350	214
Wiener Schnitzel, Kalb	117	170	199
Süße Gerichte, Desserts			
Buchteln mit Vanillesauce; 2 Stk.	25	180/125 ml	45
Eierpfannkuchen	13	250	33
Eisbecher mit Schlagsahne und Früchten	4	350	14
Götterspeise	0	160	0
Grießflammeri	8	150	12
Kaiserschmarrn	11	250	28
Mousse au chocolat	3	150	5
Obstsalat	18	150	27
Scheiterhaufen	17	300	51
Schokoladencreme	4	200	8

Energie (kcal/kJ) je Port.	Fett g je Port.	Protein g je Port.	Kohlenhydrate g je Port.	Bewertung	
				Harnsäure	Gesundheit
290/1211	13,2	21,3	21,2	🟡	🟡
216/902	5,0	41,9	+	🔴	🟢
336/1410	16,3	39,7	7,4	🔴	🟢
396/1656	28,0	26,5	9,5	🟡	🔴
260/1090	17,8	21,0	4,2	🟡	🟡
238/998	8,2	41,0	+	🔴	🟢
209/876	13,7	13,1	8,7	🟢	🟡
485/2033	24,5	23,0	6,5	🟡	🔴
301/1260	22,0	19,1	7,2	🟡	🔴
760/3180	50,0	46,0	30,0	🔴	🔴
283/1184	17,0	27,0	5,8	🟡	🟡
403/1690	22,8	39,8	10,0	🟡	🔴
318/1332	8,7	59,4	0,1	🔴	🟢
323/1350	19,3	34,3	3,3	🟡	🟡
404/1690	27,0	31,0	1,2	🔴	🔴
405/1695	18,0	36,0	24,3	🟡	🔴
245/1022	8,6	8,9	32,4	🟢	🟡
368/1544	22,0	28,7	13,0	🟡	🔴
359/1502	12,9	30,8	29,4	🟡	🔴
765/3199	29,0	15,0	109,0	🟡	🔴
525/2198	24,5	21,0	55,0	🟡	🔴
693/2905	43,4	7,0	55,7	🟡	🔴
122/512	0,2	0,2	29,4	🟢	🟡
188/788	7,7	7,2	22,5	🟢	🟡
475/1990	24,3	15,8	48,3	🟢	🔴
311/1299	20,1	3,9	28,7	🟢	🔴
131/546	0,3	1,0	29,1	🟢	🟢
543/2277	13,2	16,5	88,8	🟢	🟡
352/1472	19,0	10,6	34,6	🟢	🔴

Extras, Spezialitäten, Fertiggerichte

Lebensmittel	Harnsäuregehalt je 100 g (mg/100 g)	Portion in g	Harnsäure mg je Port.
Schokoladeneis, durchschnittlich; 1 Kugel	4	75	3
Sorbet	4	75	3
Vanillecreme	0	200	0
Vanilleeis, durchschnittlich; 1 Kugel	1	75	1
Vanilleeis mit heißen Himbeeren	4	200	8
Weingelee mit Früchten	6	200	12
Italienische Küche			
Lasagne bolognese	44	350	154
Nudeln mit Pesto genovese	20	300	59
Nudeln mit Tomatensauce	14	400	54
Ossobuco milanese	102	250	255
Pizza funghi	54	350	189
Pizza Margherita	47	300	141
Pizza napoletana	50	300	150
Pizza Salami	43	350	151
Risotto mit Butter und Parmesan	45	200	90
Spaghetti bolognese	31	350	109
Spaghetti carbonara	16	350	56
Spaghetti mit Gorgonzolasauce	18	300	53
Sonstige Nationalspeisen			
Chili con carne, Rind; 125 g Rohfleisch	80	270	216
Frühlingsrolle; 1 Stk.	50	100	50
Griechischer Salat	16	300	48
Lothringer Speckkuchen	17	200	34
Maki (Sushi) m. Lachs; 6 Stk.	66	190	125
Maki (Sushi) m. Thunfisch; 6 Stk.	88	190	168
Moussaka	37	500	183
Nasi Goreng	48	350	168
Paella	79	300	237
Reisfleisch	71	300	213

Energie (kcal/kJ) je Port.	Fett g je Port.	Protein g je Port.	Kohlenhydrate g je Port.	Bewertung Harnsäure	Bewertung Gesundheit
143/601	7,2	3,3	16,3	🟢	🟡
104/436	+	0,2	24,1	🟢	🟡
274/1146	9,0	6,0	41,6	🟢	🟡
134/559	6,5	3,2	15,4	🟢	🟡
228/954	11,2	3,4	27,4	🟢	🟡
212/890	+	3,8	42,6	🟢	🟡
564/2360	31,5	24,5	45,5	🟡	🔴
609/2544	32,4	13,3	59,3	🟢	🔴
428/1788	13,9	12,2	62,5	🟢	🟡
325/1358	19,3	35,5	2,8	🟡	🔴
728/3049	32,0	19,0	92,0	🟡	🔴
618/2582	18,0	27,0	90,0	🟡	🔴
741/3099	35,0	24,0	81,0	🟡	🔴
924/3875	49,0	29,0	92,0	🟡	🔴
408/1705	19,6	13,4	44,4	🟢	🟡
424/1772	14,4	19,6	38,3	🟡	🟡
721/3014	43,8	17,9	64,1	🟢	🔴
670/2799	38,7	21,0	58,1	🟢	🔴
445/1862	25,6	35,7	18,5	🟡	🔴
203/849	12,5	7,1	16,0	🟢	🔴
320/1339	26,7	3,4	8,0	🟢	🟡
580/2430	42,8	18,2	31,6	🟡	🔴
247/1032	7,1	13,3	31,5	🟡	🟢
259/1081	8,1	14,1	31,5	🟡	🟢
677/2833	44,0	35,0	31,0	🟡	🔴
511/2139	20,7	21,4	59,2	🟡	🔴
516/2157	26,7	30,0	38,7	🟡	🟡
504/2106	25,5	29,4	39,3	🟡	🔴

Extras, Spezialitäten, Fertiggerichte

Lebensmittel	Harnsäuregehalt je 100 g (mg/100 g)	Portion in g/ml	Harnsäure mg je Port.
Fastfood – McDonald's			
Apfeltasche	22	85	19
Big Mac	72	219	158
Cheeseburger	67	120	80
Chickenburger	80	148	118
Chicken McNuggets; 6 Stk.	58	107	62
Filet-o-Fish	93	147	137
Hamburger	75	106	80
Imbissbude			
Currywurst mit Curryketchup	84	160	134
Döner Kebap, Geflügel	88	350	308
Fladenbrot mit Falafel	42	310	129
Hotdog mit Brötchen und Senf	63	110	69
Leberkäse mit Senf	108	145	141
Vegetarische Lebensmittel			
Alpro-Soya Drink Natur, Calcium	<30	250 ml	<75
Alpro-Soya Drink Light	<30	250 ml	<75
Alpro-Soya Drink mit Geschmack	<30	250 ml	<75
Alpro-Soya Yofu Natur	<30	125	<75
Alpro-Soya Yofu mit Geschmack	<30	125	<75
Alpro-Soya Desserts, durchschnittlich	<30	125	<75
Bierhefe, Tabletten	1810	5	91
Gemüsebratling	42	150	63
Grünkern-Gemüse-Bratling	37	150	56
Hefeaufstrichpastete mit Champignons	152	25	38
Hefeaufstrichpastete mit Getreide	72	25	18
Hefeaufstrichpastete mit Kräutern	149	25	37
Hefeaufstrichpastete mit Olive	98	25	25
Hefeflocken	1794	5	90
Vegetarische Ravioli	85	300	255

Energie (kcal/kJ) je Port.	Fett g je Port.	Protein g je Port.	Kohlenhydrate g je Port.	Bewertung Harnsäure	Bewertung Gesundheit
195/816	8,0	3,0	28,0	🟢	🔴
495/2071	25,0	27,0	40,0	🟡	🔴
300/1255	13,0	16,0	30,0	🟡	🟡
360/1506	13,0	15,0	46,0	🟡	🟡
250/1046	13,0	17,0	16,0	🟢	🟡
238/996	11,0	10,0	25,0	🟡	🟡
255/1067	9,0	13,0	30,0	🟢	🟡
422/1771	37,4	18,6	4,3	🟡	🔴
574/2398	9,1	44,8	76,7	🔴	🔴
750/3138	37,0	27,0	78,0	🟡	🟡
275/1151	14,0	10,0	27,0	🟡	🔴
382/1599	31,4	23,9	1,4	🟡	🔴
105/443	4,8	8,3	7,0	🟢	🟢
75/313	3,0	5,3	6,0	🟢	🟢
168/703	4,5	8,0	22,7	🟢	🟡
73/301	3,4	5,9	3,5	🟢	🟢
98/413	2,8	4,8	12,6	🟢	🟢
105/443	2,4	3,8	16,8	🟢	🟢
17/71	0,2	2,4	1,3	🟡	🟢
272/1137	17,9	8,1	19,7	🟡	🟢
216/903	8,6	7,7	26,9	🟡	🟢
48/201	4,4	1,3	1,1	🟢	🟢
48/200	4,1	0,7	2,1	🟢	🟢
49/206	4,6	1,1	1,0	🟢	🟢
62/259	5,9	1,5	1,0	🟢	🟢
18/76	0,3	2,2	1,7	🟡	🟢
576/2412	8,7	58,8	64,2	🟡	🟢

ZUM NACHSCHLAGEN

BÜCHER, DIE WEITERHELFEN

Elmadfa, I./Aign, W./Muskat, E./Fritzsche D.:
Die große GU Nährwert-Kalorien-Tabelle 2004/2005;
GRÄFE UND UNZER VERLAG, München
Elmadfa, I./Leitzmann, C.: Ernährung des Menschen;
Verlag UTB Ulmer, Stuttgart
Fritzsche, D./Elmadfa, I.: GU Kompass Gute Fette –
schlechte Fette; GRÄFE UND UNZER VERLAG,
München
Kasper, H.: Ernährungsmedizin und Diätetik; Verlag
Urban und Fischer, München
Souci, S. W./Fachmann, W./Kraut, H.: Die Zusammensetzung der Lebensmittel. Nährwert-Tabellen; Wissenschaftliche Verlagsgesellschaft, Stuttgart

VERWENDETE LITERATUR

Ames, B. N./Cathcart, R./Schwiers, E./Hochstein, P.:
Uric acid provides an antioxidant defense in humans
against oxidant- and radical-caused aging and cancer:
A hypothesis; Proc. Natl. Acad. Sci. USA 78, 6858–6862
(1981)
Bundesforschungsanstalt für Ernährung und Lebensmittel (BfEL): Bundeslebensmittelschlüssel, BLS Version
II.3 (II.3.1); Karlsruhe 2001
Choi, H. K./Atkinson, K./Karlson, E. W./Willett, W./Curhan, G.: Purine-rich foods, dairy and protein
intake, and the risk of gout in men; New Engl. J. Med.
350, 1093–1103 (2004)
Choi, H. K./Curhan, G.: Coffee, tea, and caffeine consumption and serum uric acid level: The third national
health and nutrition examination survey; Arthritis
Rheum. 57, 816–821 (2007)

Colling, M./Wolfram G.: Zum Einfluss des Garens auf den Puringehalt von Lebensmitteln; Z. Ernährungswiss. 26, 214–218 (1987)
Watanabe, S./Kang, D. H./Feng, L./Nakagawa, T./Kanellis, J./Lan, H./Mazzali, M./Johnson, R. J.: Uric acid, hominoid evolution, and the pathogenesis of salt-sensitivity; Hypertension 40, 355–60 (2002)
Wolfram, G./Colling, M.: Gesamtpuringehalt in ausgewählten Lebensmitteln; Z. Ernährungswiss. 26, 205–213 (1987)

INFOS ONLINE

Tipps der Sektion Niedersachsen der DGE zum Thema:
www.dge.de/sek/ns/themen/gicht/inhalt.htm

Informationsmaterial zum Thema Ernährung bei Hyperurikämie und Gicht des Bayerischen Landesamtes für Gesundheit und Lebensmittelsicherheit:
www.vis.bayern.de/ernaehrung/fachinformationen/ernaehrung/ernaehrung_krankheit/index.htm

Deutsches Ernährungsberatungs- und -informationsnetz des Instituts für Ernährungsinformation:
www.ernaehrung.de/tipps

Fachliche Informationen zum Thema Gicht und Hyperurikämie von der Medizinischen Universität Wien:
www.akh-consilium.at/daten/gicht.htm

Harnsäure- und Nährwerte für einige Brot- und Gebäcksorten auf der Webseite der Bio-Bäckerei Kaiser:
www.ihre-bio-baeckerei.de/produkte.html

REGISTER DER LEBENSMITTEL

A

Aal 50
Aal, geräuchert 54
Agar-Agar 34
Alfalfasprossen 44
Alpro-Soya Desserts 80
Alpro-Soya Drink 80
Alpro-Soya Yofu 80
Ananas 36
Apfel 36
Apfelessig 72
Apfelkuchen, gedeckt 28
Apfelsaft 68
Apfelstrudel 28
Apfeltasche 80
Appenzeller 48
Aprikose 36
Aprikose, getrocknet 36
Artischocke 38
Artischockenboden 38
Aubergine 38
Austern 52
Austernpilze 44
Avocado 36

B

Bachsaibling 50
Bäckerhefe 34
Backkartoffeln mit
   Kräuterquark 74
Backpulver 34
Baguette 26
Bambussprossen 38
Banane 36
Baumwollsaat 66
Bel Paese 48
Berliner 30
Berner Rösti 42
Bienenstich 30
Bierhefe (Tabletten) 80
Bierkäse 48
Bierschinken 62
Bierteig 34
Big Mac 80
Birne 36
Biskuitrolle 30
Bismarckhering 54
Blätterteig 34
Blaukraut 40
Blauschimmelkäse 48
Blumenkohl 38
Blumenkohlcremesuppe
   74
Blutwurst 62
Bockwurst 62
Boeuf Stroganoff 74
Bohnen, dicke 44
Bohnen, grüne 38
Bohnen, weiß 44
Bouillabaisse 74
Brathähnchen 56
Brathering 54
Bratwurst 62
Braunschweiger 62
Brennnessel 38
Brie 48
Brokkoli 38
Brombeeren 36
Brosme 50
Brunnenkresse 38

Zum Nachschlagen

Bucheckern 66
Buchteln 76
Buchweizen 24
Buchweizengrieß 24
Buchweizengrütze 24
Buchweizenvollmehl 24
Bückling 54
Bulgurweizengrütze 24
Butter 66
Butterhefekuchen 30
Butterkeks 30
Buttermilch 46

C

Camembert 48
Cayennepfeffer 72
Cervelatwurst 62
Champignons 44
Champignoncremesuppe 74
Chayote 38
Cheeseburger 80
Chester 48
Chicken McNuggets 80
Chickenburger 80
Chicorée 38
Chili 72
Chili con carne 78
Chinakohl 38
Chinesische Suppe 74
Chips 42
Cinzano bianco 70
Cola 68
Cordon bleu 74
Corned Beef 62
Cornflakes 32
Crème fraîche 46

Croissant 30
Currysauce 72
Currywurst 80

D

Dattel 36
Dickmilch 46
Döner Kebap 80
Dragees 68
Dresdner Stollen 30

E

Edamer 48
Eierlikör 70
Eierpfannkuchen mit Speck 74
Eierpfannkuchen mit Vanillesauce 76
Eierteigwaren 32
Eisbecher 76
Eissalat 38
Elisenlebkuchen 30
Emmentaler 48
Endivie 38
Entenfleisch 56
Entenleber 56
Erbsen 38
Erbsen, grün 44
Erbsensuppe 74
Erdbeeren 36
Erdnussbutter 66
Erdnüsse 66
Erdnüsse, dragiert 68
Erdnusskrokant 68
Erdnussmus 66
Essig-Kräuter-Dressing 72

F

Falafel mit Fladenbrot 80
Feige 36
Feige, getrocknet 36
Felchen 50
Feldsalat 38
Fenchelknolle 38
Feta 48
Filet-o-Fish 80
Fischstäbchen 76
Fleischbrühe 74
Fleischextrakt 72
Fleischwurst 62
Flunder 50
Flussbarsch 50
Flusskrebs 52
Forelle »Müllerin Art« 76
Forelle 50
Forelle blau 76
Frankfurter Würstchen 62
Frikadelle 76
Frischkäse, Doppelrahm- 48
Fruchgummi 68
Früchtebrot 30
Früchtemüsli 32
Fruchtlimonade 68
Frühlingsrolle 78
Frühstücksfleisch 62

G

Gänsefleisch 56
Gänseleberpastete 62
Gänseschmalz 66
Garnele 52
Gartenkresse 38
Geflügelbrühe 74
Gelatine 34
Gemüsebratling 80
Gemüsebrühe 74
Gerste 24
Gerstenflocken 24
Gerstengraupen 24
Gerstengrieß 24
Gerstenmehl 24
Getreidesprossen 24
Gewürzgurke 38
Glühwein 70
Goldbarsch 50
Götterspeise 76
Gouda 48
Grahambrot 26
Grahambrötchen 26
Grapefruit 36
Grapefruitsaft 70
Griechischer Salat 78
Grießflammeri 76
Grünkern 24
Grünkohl 38
Gugelhupf 30
Gulasch, Szegediner 76
Gulaschsuppe 74
Gurke 38

H

Hackfleisch (gemischt) 58
Hackfleisch (Rind) 58
Hackfleisch (Schwein) 58
Hafer 24
Haferflockenplätzchen 30
Hafergrieß 24
Hafergrütze 24

Hafermehl 24
Hafervollkornbrot 28
Hafervollkornflocken 24
Hähnchenbrust 56
Hühnerei 64
Hähnchenflügel 56
Hähnchenherz 56
Hähnchenkeule 56
Hähnchenleber 56
Halbfettmargarine 66
Hamburger 80
Hammelbraten 58
Hammelherz 60
Hammelmilz 60
Harzer Käse 48
Hase 58
Haselnüsse 66
Haselnusskrokant 68
Hecht 50
Hefeaufstrichpastete 80
Hefeflocken 80
Hefeteig 34
Hefezopf 30
Heidelbeeren 36
Heilbutt 50
Heilbutt, schwarzer 52
Hering 50
Himbeeren 36
Hirsch 58
Hirse 24
Hirsebrot, glutenfrei 28
Hirseflocken 24
Holländische Sauce 72
Hollunderbeeren 36
Honigmelone 36
Hotdog 80
Hummer 52

I/J
Ingwer, kandierter 68
Ingwerpulver 72
Innereien 60
Jagdwurst 62
Jagdwurst, fettreduziert 64
Jakobsmuscheln 52
Joghurt 46
Joghurt-Salatsauce 72
Johannisbeeren 36
Johannisbeerfruchtnektar 70

K
Kabeljau 50
Kabeljau, getrocknet 54
Kaffee, Bohnen- 68
Kaffee, Instant- 70
Kaffee, koffeinfreier 70
Kaiserschmarrn 76
Kakaopulver 68
Kalbfleisch 56
Kalbsbries 60
Kalbsgeschnetzeltes »Züricher Art« 76
Kalbshirn 60
Kalbsleber 60
Kalbslunge 60
Kalbsmilz 60
Kalbsniere 60
Kaninchen 58
Karpfen 50
Karpfen blau 76
Kartoffelknödel 42
Kartoffelknödelpulver 42
Kartoffelkroketten 42

Kartoffeln 42
Kartoffelpüree 44
Kartoffelpüreepulver 44
Kartoffelsuppe 74
Käsekuchen 30
Kaugummi 68
Kaviar 54
Kaviarersatz 54
Kefir 46
Kichererbsen 44
Kidneybohnen 44
Kirschen 36
Kiwi 36
Klaffmuschel 52
Knoblauch 40
Kochbanane 36
Köhler 50
Kohlrabi 40
Kohlrübe 40
Kokosfett 66
Kondensmilch 46
Königsberger Klops 76
Kopfsalat 40
Körnerbrot, glutenfrei 28
Krabben 52
Kräcker 30
Kraftbrühe 74
Krapfen 30
Kuhmilch 46
Kürbis 40
Kürbiscremesuppe 74

L

Lachs 50
Lachsforelle 50
Lachsschinken 62
Lakritze 68
Lamm 58
Landjäger 62
Languste 52
Lasagne bolognese 78
Leberkäse 62
Leberkäse mit Senf 80
Leberrolle 62
Leberspätzlesuppe 74
Leberwurst 62
Leberwurst, fettreduziert 64
Leicht & Cross Knäckebrot 28
Leinöl 66
Leinsamen 66
Leinsamenbrot 28
Lengfisch 50
Limande 52
Limburger 48
Linsen 44
Linseneintopf 74
Linsenkeime 44
Löffelbiskuit 30
Lumb 50
Luzernensprossen 44
Lyoner, fettreduziert 64

M

Maggi 72
Mais 24
Maisgrieß 26
Maiskeimöl 66
Maiswaffelbrot, glutenfrei 28
Maki 78
Makrele 50
Makrele, geräuchert 54

Zum Nachschlagen

Mandeln 66
Mandeln, dragiert 68
Mangold 40
Mangosaft 70
Maracujasaft 70
Margarine 66
Marmorkuchen 30
Marzipan 68
Mate-Tee 70
Matjes 54
Matjeshering 50
Matjeshering »Hausfrauen Art« 76
Mayonnaise 72
Meeräsche 50
Meerforelle 50
Meerrettich 72
Mehrfruchtnektar 70
Mehrkornbrot 28
Mehrkornflocken 32
Mehrkornvollkornbrot 28
Mettwurst 62
Mettwurst, westfälische 64
Miesmuschel 52
Milchmischerzeugnis mit Kakao 46
Miso 72
Mohnsamen 66
Mohnstollen 30
Möhre 40
Möhrensaft 70
Molke 46
Morcheln 44
Mortadella 62
Mortadella, fettreduziert 64

Mosaikroulade 62
Most 70
Moussaka 78
Mousse au chocolat 76
Mozzarella 48
Muffin mit Schokolade 30
Mungobohnensprossen 44
Mürbeteig 34
Müslimischung 32
Müsliriegel 68

N
Napfkuchen 30
Nasi Goreng 78
Natursauerteig 34
Nestlé Cini Minis 32
Nestlé Trio 32
Nugat 68
Nudeln (Hartweizen) 32
Nudeln mit Pesto 78
Nudeln mit Tomatensauce 78
Nürnberger Lebkuchen 30
Nüsse, dragiert 68
Nussecke 30
Nusskuchen 30

O
Obstkuchen 30
Obstsalat 76
Okra 40
Oliven 40
Olivenöl 66
Ölsardinen 54

Omelett mit Kräutern 76
Orange 36
Orange, kandierte 68
Orangensaft 70
Ossobuco 78
Ovomaltine 68

P/Q
Paella 78
Pakchoy 40
Palmherz 40
Paprika 40
Paprikapulver 72
Paranüsse 66
Parmesan 48
Pastinake 40
Petersilienblatt 40
Petersilienwurzel 40
Pfannkuchensuppe 74
Pferdefleisch 60
Pferdemakrele 50
Pfifferlinge 44
Pfirsich 36
Pflaume 36
Pflaume, getrocknet 36
Pilgermuschel 52
Pils 70
Pilzsauce 72
Pizza 78
Pollack 50
Pommes frites 44
Porree 40
Preiselbeeren 36
Printe 30
Provenzalische Sauce 72
Puffreis 32
Pumpernickel 28
Putenbrust 56
Putenkeule 56
Quark 48
Quitten 36

R
Radicchio 40
Radieschen 40
Rahm 46
Rapsöl 66
Ravioli, vegetarische 80
Reh 60
Rehrücken 30
Reis 26
Reisfleisch 78
Remoulade 72
Renke 50
Rettich 40
Rhabarber 36
Ricotta 48
Rinderfilet »Wellington« 76
Rinderherz 60
Rinderhirn 60
Rinderleber 60
Rinderlunge 60
Rindermilz 60
Rinderniere 60
Rinderroulade mit Sauce 76
Rinderzunge 60
Rindfleisch 56 f.
Rindfleisch, gekocht 76
Risotto 78
Roastbeef 58
Roggen 26
Roggenbackschrot 26

Zum Nachschlagen

Roggenflocken 26
Roggenkeime 26
Roggenkeimflocken 26
Roggenknäckebrot 28
Roggenmehl 26
Roggenmischbrot 28
Roggenvollkornbrot 28
Roggenvollkornmehl 26
Römersalat 40
Rosenkohl 40
Rosinen 38
Rosinenbrötchen 28
Rotalge 52
Rotbarsch 50
Rote Bete 40
Rotkraut 40
Rotwurst 62
Rotzunge 52
Rübe, weiß 42
Rübenblatt 42
Rügenwälder 64
Rumpsteak, gegrillt 76

S

Sachertorte 30
Sahnedressing 72
Salami 62
Salzstangen 30
Sardelle 52
Sardine 52
Sauce Béarnaise 72
Sauerbraten, rheinisch 76
Sauerkraut 42
Sauermilch 46
Sauerrahm 46
Saure Sahne 46
Schafgulasch 60
Schafmilch 46
Schaumzuckerwaren 68
Scheiterhaufen 76
Schellfisch 52
Schillerlocken 54
Schinken 62
Schinkenspeck 62
Schlagsahne 46
Schleie 50
Schlüterbrot 28
Schmelzkäse 48
Schnaps, klarer 70
Schnittlauch 42
Schokolade 68
Schokoladencreme 76
Schokoladeneis 78
Schokomüsli 32
Scholle 52
Schwarztee 70
Schwarzwälder
  Kirschtorte 30
Schweinebauch,
  geräuchert 62
Schweinebraten 76
Schweinefleisch 58
Schweineherz 60
Schweinehirn 60
Schweineleber 60
Schweinelunge 60
Schweinemilz 60
Schweineniere 60
Schweineschmalz 66
Schweineschnitzel,
  paniert 76
Schweinezunge 60
Schwertfisch 52
Seehecht 52

Seeteufel 52
Seewolf 52
Seezunge 52
Sekt 70
Sellerieknolle 42
Selleriestange 42
Semmel 28
Semmelknödel 76
Senf 72
Sesamkrokant 68
Sesamsamen 66
Sherry 70
Shrimps 52
Simonsbrot 28
Sojabohnen 44
Sojafleisch 44
Sojamehl 44
Sojaöl 66
Sojasauce 72
Sonnenblumenkerne 66
Sorbet 78
Spaghetti bolognese 78
Spaghetti carbonara 78
Spaghetti mit Gorgonzolasauce 78
Spargel 42
Spargelcremesuppe 74
Spätzle 32
Speck 62
Speckkuchen, Lothringer 78
Spinat 42
Spirulina 52
Spitzbuben 30
Sprotte 52
Sprotte, geräuchert 54
Stachelbeeren 38

Starkbier 70
Steckrübe 40
Steinbeißer 52
Steinbutt 52
Steinköhler 50
Steinmetzbrot 28
Steinpilze 44
Stöcker 50
Stockfisch 54
Streuselkuchen 30
Strudelteig 34
Sülzwurst 62
Suppe, klar 74
Suppenhuhn 56
Suppenwürfel 74
Suppenwürze 72
Sushi 78
Süßkartoffel 42

T
Tahini 72
Tatar 58
Teewurst 64
Tempeh 44
Thunfisch 52
Thunfisch in Öl 54
Thüringer Rotwurst, fettreduziert 64
Tilsiter 48
Tintenfisch 52
Toastbrot 28
Tofu 44
Tomate 42
Tomatencremesuppe 74
Tomatenketchup 72
Tomatenmark 42
Tomatensaft 70

Zum Nachschlagen

Tomatensauce 72
Traubensaft 70

V

Vanillecreme 78
Vanilleeis 78
Venusmuschel 52
Vollbier 70
Vollkornbrot 28
Vollkorneierteigwaren 32
Vollkornhirsenudeln 32
Vollkornkeks 30
Vollkornmüslikeks 32
Vollkornweizennudeln 32
Vollkornweizennudeln, mit Soja 32
Vollmilch-Joghurt 46

W

Walnüsse 66
Walnussöl 66
Wassermelone 38
Wein 70
Weinblätter 42
Weinbrandbohne 68
Weinessig 72
Weingelee 78
Weintrauben 38
Weißbier 70
Weißbrot 28
Weißbrot, glutenfrei 28
Weißkraut 42
Weißwurst 64
Weizen 26
Weizenbier 70
Weizenbrötchen 28
Weizenflocken 26
Weizengrieß 26
Weizenkeime 26
Weizenkeimflocken 26
Weizenkeimöl 66
Weizenkleie 26
Weizenmehl 26
Weizenmischbrot 28
Weizenvollkornbrot 28
Weizenvollkornmehl 26
Wels 50
Wiener Schnitzel 76
Wiener Würstchen 64
Wirsing 42
Worcestersauce 72
Würstchen, fettreduziert 64

Z

Zander 50
Ziegenfleisch 60
Ziegenmilch 46
Zitrone 38
Zucchini 42
Zucker 72
Zwetschge 38
Zwieback 32
Zwiebel 42
Zwiebelkuchen 32
Zwiebelsuppe 74

SACHREGISTER

A

Adipositas, viszerale 12
akuter Gichtanfall 4, 6, 10, 14 f.
Alkohol 15
Allantoin 5 f., 11
Alpha-Linolensäure 14
Antioxidanzien 13
Antirheumatika 14
Arthritis urica 4
Arthritis, rheumatoide 14

B

Bewegung 5, 12, 15
Blutfettwerte 12
Bluthochdruck 11 f.

D

Darmepithel 6
Diabetes mellitus Typ II 12
Diuretika 7

E

endogene Harnsäurebildung 6
Entzündungshemmer 7
erhöhte Harnsäureproduktion 6
erhöhter Harnsäurespiegel 7 f., 11, 13, 15
Ernährung 7

F

Fettsäuren 16
Fieber 4
freie Radikale 13
Fresszellen 9

G

Gelenkdeformationen 10
geringe Nierenleistung 6
Gewichtsreduktion 12
Gichtanfall, akuter 4, 6, 10, 14 f.
Gichtknoten 9
Gichtniere 11
Glukosetoleranz (verminderte) 12
gutta 5

H

Harnsäure (Löslichkeit) 15
Harnsäure 5 f., 7 ff., 13, 17, 19
Harnsäurebildung, endogene 6
Harnsäurekonzentration 6 f.
Harnsäurekristalle 8
Harnsäureproduktion, erhöhte 6
Harnsäuresalze 4, 9
Harnsäurespiegel, erhöhter 7 f., 11, 13, 15
Harnsäurewert (Referenzwerte) 7
Harnsteine 16
Herzinfarkt 12

Hyperurikämie 6 ff., 11 ff., 15 ff., 22
Hyperurikämie, primäre 6 f.
Hyperurikämie, sekundäre 7

I
Immunsuppressoren 14
interkritische Phase 10

K/L
Kaffee 19
Ketonkörper 15
Körpersäfte (die vier) 5
Krebs 7, 13
Lesch-Nyhan-Syndrom 6

M
Makrophagen 9
metabolisches Syndrom 12 f.

N
Nierenfunktionsstörungen 11, 22
Niereninsuffizienz 11
Nierenleistung, geringe 6
Nierenschäden 22
Nierensteine 11, 17
Nierenversagen 7

O
Omega-3-Fettsäuren 14, 16
Östrogen 10

Oxalat 16
Oxalsäure 16, 22
oxidativer Stress 13

P
Podagra 4
primäre Hyperurikämie 6 f.
Proteine, tierische 15
Purine 5 ff., 14 f., 17 ff., 22
Purinstickstoff 17

R
rheumatoide Arthritis 14

S
Schilddrüsenüberfunktion 7
Schlaganfall 12
Schmerzmittel 7
sekundäre Hyperurikämie 7
Stammfettzucht 12
Stress, oxidativer 13

T/U
tierische Proteine 15
tophi 9 f.
Trinken 16
Übergewicht 11 f., 15
Uricase 5 f.

V/W
vegetarische Kost 18
viszerale Adipositas 12
Wechseljahre 8, 10

Impressum

© 2008 GRÄFE UND UNZER VERLAG GmbH, München
Alle Rechte vorbehalten. Nachdruck, auch auszugsweise, sowie Verbreitung durch Film, Funk, Fernsehen und Internet, durch fotomechanische Wiedergabe, Tonträger und Datenverarbeitungssysteme jeder Art nur mit schriftlicher Genehmigung des Verlages.

Programmleitung: Ulrich Ehrlenspiel
Redaktion: Kathrin Herlitz
Lektorat: Sylvie Hinderberger
Gestaltung: independent Medien-Design GmbH, München
Produktion: Gloria Pall
Satz: Filmsatz Schröter GmbH, München
Druck und Bindung: Ludwig Auer GmbH, Donauwörth

ISBN 978-3-8338-0860-9

1. Auflage 2008

Ein Unternehmen der
GANSKE VERLAGSGRUPPE